AF500151

TRAITÉ CLINIQUE

DES

FIÈVRES LARVÉES

(FIÈVRES DE MARAIS)

PAR LE

DOCTEUR ALBERT TARTENSON

PRÉCÉDÉ D'UNE PRÉFACE

DE M. GEORGES BARRAL

Ancien élève de Claude Bernard.

QUATRIÈME ÉDITION

PARIS

ANCIENNE LIBRAIRIE GERMER BAILLIÈRE ET Cie

FÉLIX ALCAN, ÉDITEUR

108, BOULEVARD SAINT-GERMAIN, 108

1888

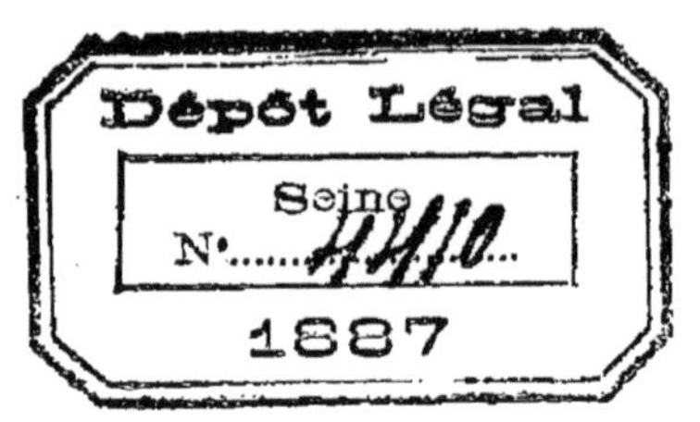

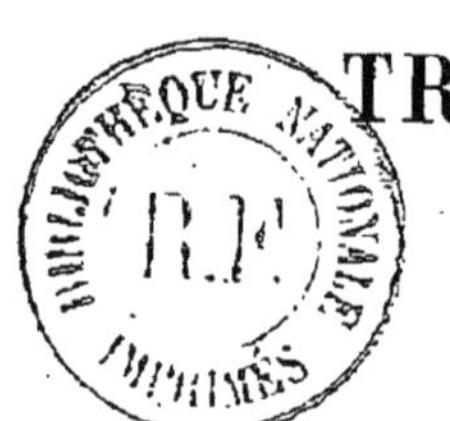

TRAITÉ CLINIQUE

DES

FIÈVRES LARVÉES

(FIÈVRES DE MARAIS)

OUVRAGES DU DOCTEUR ALBERT TARTENSON

De l'emploi du collodion dans le traitement de certaines maladies inflammatoires des yeux, 1872.

Leçons cliniques sur une nouvelle méthode du traitement de la blennorhée, 1875. (Librairie Adrien Delahaye.)

Traité d'hygiène des organes génito-urinaires de l'homme et de la femme, 1878.

Les convulsions des enfants, leur traitement et leur guérison immédiate, 1879. (Librairie Garnier frères.)

La syphilis, son histoire et son traitement, 1880. (Librairie J.-B. Baillière et fils.)

Notice sur la goutte, 1882.

Nouveau traitement de la goutte et du rhumatisme, 6e édition, 1883.

Traité de la goutte de Sydenham, traduit et annoté, 1885. (Librairie J.-B. Baillière et fils.)

TRAITÉ CLINIQUE

DES

FIÈVRES LARVÉES

(FIÈVRES DE MARAIS)

ORIGINE — NATURE — FRÉQUENCE — DANGER

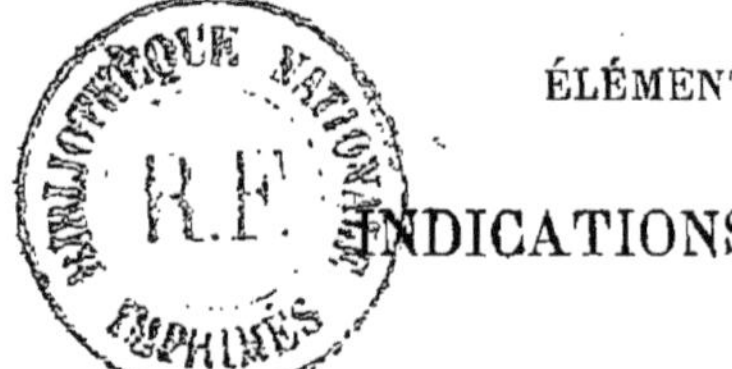

ÉLÉMENTS DE DIAGNOSTIC

INDICATIONS THÉRAPEUTIQUES

PAR LE

DOCTEUR ALBERT TARTENSON

PRÉCÉDÉ D'UNE PRÉFACE

DE M. GEORGES BARRAL

Ancien élève de Claude Bernard.

QUATRIÈME ÉDITION

PARIS

ANCIENNE LIBRAIRIE GERMER BAILLIÈRE ET Cie

FÉLIX ALCAN, ÉDITEUR

108, BOULEVARD SAINT-GERMAIN, 108

1888

A M. LE D[r] DE ROBERT DE LATOUR

CHEVALIER DE LA LÉGION D'HONNEUR
MEMBRE ET ANCIEN PRÉSIDENT DE LA SOCIÉTÉ DE MÉDECINE DE PARIS
MEMBRE ASSOCIÉ DES ACADÉMIES DES SCIENCES
ARTS ET BELLES-LETTRES, DE DIJON ET DE CAEN, ETC.

Je vous prie, cher et éminent maître, de recevoir l'hommage de ce livre, bien qu'il ne constitue qu'un faible reflet de votre admirable doctrine physiologique. Je vous dois mes plus beaux succès thérapeutiques, et je ne cesserai d'être un ardent défenseur de vos idées, convaincu que je suis qu'elles donnent toujours la véritable interprétation des observations cliniques.

Un jour viendra où votre découverte du rôle de la chaleur animale dans les maladies sera appréciée à sa juste valeur. Déjà, l'évidence des résultats a ouvert les yeux aux plus récalcitrants, et, grâce à vous, la médecine pratique a pu faire un pas décisif dans la voie expérimentale et scientifique où l'avenir doit l'entraîner pour le plus grand bien de l'humanité.

Je suis heureux et fier de vous apporter cette preuve modeste, mais sincère, de ma gratitude et de ma profonde et respectueuse estime.

DOCTEUR ALBERT TARTENSON.

PRÉFACE

PAR

M. GEORGES BARRAL

PRÉFACE

Le très grand esprit de Claude Bernard était particulièrement hanté, dans les dernières années de sa féconde existence, par le souci incessant d'établir solidement les fondements de la médecine expérimentale, sur lesquels il voulait asseoir la médecine définitive, la médecine de l'avenir, qu'il nommait la médecine scientifique, qu'il appelait de tous ses vœux et pour laquelle, par la parole, par la plume, par le scalpel, par les méthodes physico-chimiques, il avait travaillé pendant quarante années, et qu'il avait illustrée de découvertes merveilleuses.

Confident de ses dernières pensées qui se pressaient chez lui, comme s'il se sentait harcelé par la menace d'une fin prochaine et prématurée, dans des causeries qu'il aimait à prolonger sous les ombrages du Jardin des Plantes, après avoir fait sa leçon publique du Muséum, à dix heures du matin, souvent seul à seul, il nous a transmis pendant les étés des années 1876 et 1877, comme l'expression suprême de son testament physiologique et médical.

Dans les premiers jours du mois de février 1878, la mort, dont il avait cherché à surprendre le mécanisme et le mystère pendant toute sa vie, venait le surprendre à l'improviste et l'immoler à ses rancunes, pour le plus grand malheur des progrès de la science, sans qu'il pût se défendre et faire servir contre elle ses patientes investigations.

En 1865, à la suite d'une longue maladie qui l'avait tenu éloigné pendant six années de son laboratoire, Claude Bernard avait publié ce livre admirable qu'il avait intitulé intentionnellement *Introduction à l'étude de la médecine expérimentale,* et qui devait rester, à l'insu de l'auteur et à l'instar du *Novum organum* de François Bacon, un livre puissant et de premier ordre, sorte de pierre milliaire marquant les faits acquis sur la route intellectuelle des siècles.

Cet ouvrage, qui, dans la pensée de Claude Bernard, n'était que la préface d'une œuvre complémentaire, devait être suivi des *Principes de médecine expérimentale,* et d'un traité de médecine scientifique. Ces deux livres, qui eussent été la synthèse des travaux de Claude Bernard, n'ont point été composés. Le grand physiologiste en a jeté au vent de ses conversations et éparpillé dans ses cours publics, les éléments, mais nul n'est assez fort, parmi ses disciples et ses successeurs pour édifier le monument projeté.

Après être resté longtemps plongé dans les recherches abstraites de la physiologie pure, il voulait en tirer des applications pratiques, et arriver à la connaissance des maladies et à leur guérison. Il voulait faire pénétrer dans l'esprit de tous les jeunes médecins que la médecine expérimentale, par sa nature même de science expérimentale, n'a pas de système et ne repousse rien en fait de traitement et de guérison de maladies. Il prétendait avec raison qu'on doit croire et admettre tout, pourvu que cela soit fondé sur l'observation et prouvé par l'expérience. Il soutenait que la médecine expérimentale est la médecine de tout le monde et de tous les temps, dans ce qu'elle a de solidement acquis et de bien observé; mais il ajoutait aussi qu'elle devait aller aussi loin que possible dans l'étude des phénomènes de la vie, ne point se borner à l'expectation, et administrer hardiment les remèdes pour tâcher de s'en rendre compte scientifiquement. Il rêvait le médecin, habile expérimentateur, bon observateur, profondément instruit dans la clinique, versé dans la connaissance de toutes les maladies avec leurs formes normales, anormales et insidieuses, familiarisé avec tous les moyens d'investigations pathologiques, possédant un diagnostic sûr et un pronostic certain; il voulait encore qu'il fût thérapeutiste consommé et qu'il fût au courant de tout ce que les essais empiriques ou systématiques ont appris sur les remèdes dans les diverses affections. Très partisan de toute idée neuve, il prétendait aussi que le médecin doit, sans parti pris, expérimenter toute méthode paraissant, d'après les résultats cliniques, présenter de la valeur.

La mort est venue, malheureusement, abattre ce

grand génie au moment où il allait mettre la main à cette œuvre de synthèse scientifique de ses découvertes. De ses idées touchant la médecine pratique et la thérapeutique dans ses applications, il n'eut le temps d'en publier aucune.

Nous devons nous contenter des épaves que chacun a pu recueillir. Elles sont sans prix comme tout ce qui vient d'un esprit supérieur. Heureusement que dans ses conversations et ses entretiens intimes, il s'épanchait souvent avec ses élèves et ses amis. Je fus de ce nombre et c'est ainsi que j'ai connu beaucoup de ses projets emportés avec lui et qui ne verront jamais le jour.

C'est en raison de cette incomparable bonne fortune que j'ai eue de fréquenter si longtemps Claude Bernard dans l'intimité, de m'initier à ses découvertes, à ses idées, à ses recherches, de connaître enfin ses sentiments les plus intimes et les plus chers sur toutes les questions physiologiques et médicales, que l'on vient souvent me trouver pour m'interroger sur les véritables pensées d'un des plus grands maîtres de la science contemporaine.

C'est ainsi qu'un clinicien consommé, médecin comme l'entendait Claude Bernard, est venu me demander une préface pour un ouvrage médical. N'étant qu'un simple physiologiste, expérimentateur passionné, je le veux bien, mais amoureux avant tout du silence du laboratoire, j'ai d'abord hésité. Si je me suis soumis aux sollicitations de mon savant et excellent ami, le docteur Albert Tartenson, c'est en faveur de l'importance du sujet, de la valeur de son manuscrit et de l'occasion qu'il me donnait de rassembler mes souvenirs personnels concernant les idées de Claude Bernard, sous forme de préface didactique à son *Traité clinique des fièvres larvées*.

Cette entreprise offre, du reste, un réel intérêt, car nous allons nous trouver, dans ce livre, fruit d'une longue expérimentation clinique, en présence d'une théorie particulière sur le rôle de la chaleur animale qui est en contradiction absolue avec celle de Claude Bernard, avec cette théorie célèbre des vaso-moteurs qui a concouru à établir la renommée de notre illustre maître et qui est acceptée par l'École enseignante, comme l'expression de la vérité définitive et dernière.

Me sentant indécis et craintif, le docteur Albert Tartenson insista en me disant : « Vous êtes, mon cher ami, par vos travaux et vos relations avec Claude Bernard, en quelque sorte un de ses légataires scientifiques. Vous détenez une partie de ses derniers sentiments sur quelques-uns de nos problèmes médicaux. Lisez ce manuscrit et dites-moi ce qu'en eût pensé le maître. Je tiens essentiellement à avoir votre opinion parce que l'étude de la clinique m'a conduit à des conclusions physiologiques diamétralement opposées à celles de Claude Bernard. Les faits cliniques et les résultats thérapeutiques sont indiscutables. Seule, la question physiologique soulève des difficultés. »

Je dois avouer qu'à ce moment, je regrettais encore plus vivement que le maître incomparable ne fût pas là pour résoudre la question. Mais je me souvins aussi qu'il n'était point ennemi de la contradiction et qu'il aspirait toujours à donner une application pratique à ses théories. De plus, Claude Bernard, chercheur jamais satisfait, esprit simple et bien équilibré, n'aimait point l'abus officiel qu'on était venu à faire de ses découvertes et de ses idées après les avoir vues niées et combattues pendant longtemps. Il se rappelait toujours qu'il était entré, après une longue lutte, mais comme un boulet rouge, à la Sorbonne, à l'Institut, à l'Académie de médecine, par la toute-puissance de ses travaux multiples, comme plus tard, à la fin de 1869, il avait été bien surpris d'apprendre qu'il venait d'être nommé sénateur, par la seule volonté — bien inspirée cette fois-ci — du Chef de l'État.

Successeur de Magendie au Collège de France, il s'était bien trouvé là dans le milieu qu'il fallait à son esprit, car ce n'est point une Faculté de médecine dans laquelle on doive traiter classiquement et successivement toutes les parties de la médecine. Le Collège de France, par la nature de son institution, doit toujours être à l'avant-garde des sciences et en représenter le mouvement et les tendances. Mais là, dans l'enseignement officiel où il n'avait compté que peu d'amis et que des adversaires, il allait trouver du jour au lendemain des admirateurs et des apologistes à outrance. Son intelligence droite et sincère se refusait à accepter ces compromissions de la vie sociale.

La médecine expérimentale, telle qu'il la concevait, laissait un libre champ à toutes les contradictions qu'on pouvait faire à ses découvertes, pourvu qu'elles fussent présentées de bonne foi. Il avait trop le respect du malade et du grand problème de la médecine qui est, en fin de compte, la guérison des maladies, pour s'opposer aux autres solutions de la pratique médicale. Pour embrasser le problème dans son entier, n'avait-il pas exposé que la médecine expérimentale doit comprendre trois parties fondamentales : la physiologie, la pathologie, la thérapeutique? N'avait-il pas écrit que la connaissance des causes des phénomènes de la vie doit nous apprendre à maintenir les conditions normales de l'existence et à conserver la santé? Et puis n'avait-il pas enseigné aussi que la connaissance des affections et des causes qui les déterminent, c'est-à-dire la pathologie, doit nous conduire d'un côté à prévenir le développement des conditions morbides, et de l'autre à en combattre les effets par des agents médicamenteux?

Il se rappelait encore que l'Académie de médecine même lui avait reproché, à maintes reprises, d'abuser des recherches sur les animaux vivants et de négliger la partie utilitaire de la médecine, c'est-à-dire la thérapeutique. Il avait répondu que les vivisections ne peuvent être remplacées par rien, et que là où elles sont interdites par la loi ou entravées par les mœurs, la physiologie, base de la médecine, ne saurait faire de progrès. Aux vivisections, que dans sa passion de savant, il regrettait de ne pouvoir entreprendre sur l'homme, il démontrait qu'on ne pouvait y suppléer que par la maladie, et les cliniques, offrant la meilleure occasion de faire sur le corps humain des découvertes physiologiques dans l'intérêt même de l'humanité. Celse réprouvait l'ouverture des corps vivants à cause des désordres apportés par l'opération. « Il faut mieux ne rien voir, disait-il, que d'examiner des choses erronées. » L'essence d'une bonne expérimentation consistant, en effet, à ne pas troubler les phénomènes vitaux, la physiologie moderne y est parvenue par l'emploi de l'anesthésie et Claude Bernard n'a pas craint d'en faire un ample usage.

C'est donc grâce aux vivisections d'un côté et aux études cliniques de l'autre, que l'on a pu jeter quelque lumière sur le rôle de la chaleur, dans l'état de santé et dans l'état de maladie. Lavoisier a fait sortir la question de la voie périlleuse des hypothèses pour la faire entrer dans celle de l'expérimentation.

C'est lui qui a démontré scientifiquement l'analogie existant entre la combustion et la respiration; et c'est autour de cette théorie chimique que se groupent, depuis 1777, toutes les expériences et tous les efforts des physiologistes et des médecins, bien qu'elle ne soit pas précisée dans une formule définitive.

En effet, la théorie de la combustion directe laisse des notions inexpliquées, des objections non résolues et beaucoup de lacunes. Prise dans son sens général, elle est incontestablement vraie. Elle est inattaquable, lorsqu'elle prétend que la respiration et la calorification sont des faits physico-chimiques soumis aux lois ordinaires de la chimie et de la physique générale; mais Claude Bernard enseignait avec raison qu'elle prête le flanc aux objections les plus graves, si on veut lui faire dire que ces actions n'ont rien de spécial dans leurs procédés et sont aussi simples dans un animal que dans un foyer ordinaire.

Après avoir admis ce principe que la respiration est une oxygénation, il fallait découvrir la source de la calorification animale et déterminer son mécanisme. Les cliniciens et les physiologistes se sont exercés avec ardeur à ces recherches. C'est ainsi que le docteur Albert Tartenson, examinant, sans parti pris, les faits cliniques nombreux qu'il a eus à sa disposition, est arrivé à conclure que la théorie physiologique du docteur de Robert de Latour est la seule qui explique exactement tous les phénomènes morbides et conduise à la bonne thérapeutique.

Quelle est donc cette théorie?

On peut la résumer en quelque sorte sous le nom de *théorie de la capillarité,* tandis que celle de Claude Bernard est celle des *vaso-moteurs*. Il est nécessaire d'établir un court parallèle entre ces deux doctrines.

Dans celle de Claude Bernard, on apprend que la progression du sang dans tout l'appareil vasculaire est la conséquence de la contraction ventriculaire, laquelle produit l'impulsion circulatoire. Le cœur joue un rôle prépondérant. Les combustions organiques varient suivant l'accélération ou le ralentissement du cours du sang qui est réglé par les nerfs vaso-moteurs dont le rôle consiste à rétrécir ou à dilater les vaisseaux, par conséquent à accélérer ou à ralentir la circulation. L'élévation de la température consécutive à la section d'un filet du grand sympathique est le résultat de l'accumulation du sang dans toute la région dans laquelle les nerfs vaso-moteurs se trouvent frappés de paralysie à la suite et par le fait de l'opération.

Dans la doctrine du docteur de Robert de Latour, on apprend que la progression du sang dans tout l'appareil vasculaire est comme celui des liquides dans les tubes capillaires rigides, la conséquence de l'action de la chaleur. Loin d'être ici l'agent principal de la circulation, le cœur n'est que le régulateur et le modérateur du courant circulatoire. La chaleur, véritable élément de la circulation, a son foyer dans l'intimité des tissus où elle se développe, grâce à l'influence des filets nerveux du nerf grand sympathique. Ces filets nerveux sont considérés, non plus comme des vaso-moteurs, mais bien comme des thermo-régulateurs, c'est-à-dire qu'ils auraient pour fonction de transmettre un courant dynamique qui provoque les combustions organiques, de même que dans l'eudiomètre les pôles sont destinés à conduire le courant électrique, sans lequel les combinaisons de l'oxygène et de l'hydrogène ne se feraient pas.

En conséquence, pour Claude Bernard la chaleur serait le résultat de la circulation du sang; pour le docteur de Robert de Latour, au contraire, elle en serait la cause.

Ce n'est là qu'un résumé très concis des doctrines émises par notre illustre maître et par l'éminent et vénérable docteur de Robert de Latour qui, né en 1801, est aujourd'hui le doyen des médecins français. D'après ce dernier, c'est la chaleur animale, fonction autonome, qui est l'agent de la circulation. Il faut bien noter ce fait pour la clinique, car c'est la chaleur qui, dépassant certaines limites, trouble le cours du sang, entraîne des phénomènes morbides et amène la mort. C'est elle qui serait le critérium de la santé, de la maladie, et qui formerait la base essentielle du diagnostic.

Où est la vérité? — Les esprits qui s'élèvent et deviennent vraiment grands, sont ceux qui ne sont jamais satisfaits d'eux-mêmes dans leurs œuvres accomplies et qui tendent toujours au mieux dans les œuvres nouvelles. Claude Bernard était de ceux-là. Il avait une estime particulière pour ses adversaires scientifiques et notamment pour le caractère et les travaux du docteur de Robert de Latour. Ces sentiments profonds que nous lui connaissions nous autorisent à publier ici l'exposé développé et très magistral que l'auteur de la théorie capillaire de la chaleur a présenté en 1885, huit années après la mort de Claude Bernard. Le lecteur ne sera parfaitement édifié qu'après avoir lu et médité les pages suivantes.

D'une part, tous les animaux, quelque rang qu'ils occupent sur l'échelle zoologique, soit qu'ils jouissent d'une température propre, soit que, privés de la faculté calorisatrice, ils suivent les fluctuations de la température extérieure, tous sans exception se trouvent en possession de l'appareil nerveux encéphalique; et, d'autre part, ceux-là seuls, dont la chaleur propre balance les incessantes variations de la température du milieu où ils vivent, ceux-là seuls présentent un système nerveux ganglionnaire. A ces faits d'anatomie et de physiologie comparées, sur lesquels se peut déjà pressentir l'intervention de cet appareil dans la production du calorique animal, ajoutons que, dans les recherches expérimentales dont il a été l'objet, il n'a cessé de se montrer étranger, soit à la sensibilité, soit à la motilité, comme de son côté l'appareil encéphalique s'est montré lui-même sans action directe sur la chaleur animale. Ajoutons encore que, par ses dispositions anatomiques, le système nerveux ganglionnaire affirme ses rapports fonctionnels avec le sang artériel; car, satellite des artères, il enveloppe ces tubes de ses ramifications, les accompagne jusque dans leurs dernières divisions, s'arrête et finit là où ils finissent eux-mêmes, n'ayant plus de concours à prêter ni aux veines ni aux vaisseaux lymphatiques.

L'intervention de l'appareil nerveux ganglionnaire dans l'acte de la combustion vitale; cette intervention qui se révèle ainsi par les faits anatomiques, le caractère en est nécessairement dynamique, ainsi qu'il en est de toute action nerveuse. C'est une sollicitation, à la manière des courants électriques. Rappelez-vous l'eudiomètre, dans lequel se trouvent réunis de l'oxygène et de l'hydrogène : ces deux gaz restent en mélange, ainsi que dans le sang des artères l'oxygène, l'hydrogène et le carbone. Mais vienne un courant galvanique, et ce mélange que vous avez introduit dans votre instrument, devient à l'instant même une combinaison chimique, c'est de l'eau. Et cette transformation est marquée par un dégagement de chaleur et de lumière. Le mécanisme n'est pas différent, par lequel se dégage la chaleur animale, cette chaleur d'où résulte la température propre ; et l'on peut se représenter le réseau capillaire comme un vaste ensemble d'eudiomètres exigus, où l'oxygène, en mélange, dans le sang, avec le carbone et l'hydrogène, se combine chimiquement avec ces deux éléments combustibles, à la sollicitation des filets nerveux ganglionnaires, pour former de l'eau et de l'acide carbonique, opération infailliblement accompagnée d'un dégagement de chaleur. Et comme il n'est rien de si parfait que les instruments de la nature, on remarquera la fabuleuse ténuité de tous ces eudiométres organiques, dans lesquels le sang arrive à l'état d'extrême division, de manière à élever le pouvoir chimique à ses plus hautes limites. Telle est l'opération fonctionnelle d'où résulte la température propre ; telle est, en un mot, la calorification. Deux ordres d'éléments y concourent : la présence dans le sang de l'oxygène avec le carbone et l'hydrogène ; et l'action d'un facteur dynamique, le système nerveux ganglionnaire, pour en réaliser la combinaison chimique.

Appuyé sur une analyse rigoureuse des faits anatomiques et physiologiques, servi par l'analogie des phénomènes physiques et chimiques, ce mécanisme de la production du calorique animal, où figure le système nerveux ganglionnaire en qualité de facteur dynamique, rencontre enfin dans la science des expériences remarquables, pour lui fournir un complément de démonstration. Ces expériences, dont on n'a pas su saisir la signification, par cette raison qu'elles avaient été instituées en vue d'une physiologie qu'on ne voulait à aucun prix sacrifier ; ces expériences, dis-je, sont au nombre de deux, et fort différentes l'une de l'autre par la conception ; fort différentes encore et même tout à fait contraires par les résultats, elles s'accordent néanmoins et se concilient pour mettre en lumière les conditions auxquelles fonctionnent les nerfs ganglionnaires et le mécanisme par lequel s'en déploie la vertu dynamique. L'une abolit l'action de ces nerfs; l'autre l'exalte. A Fourcault la première, à Claude Bernard la deuxième.

Fourcault enduit d'un topique isolant, résine, goudron, etc., etc., un animal à sang chaud, et cet animal, quel qu'il soit, chien, lapin, mouton, cheval; cet animal se refroidit progressivement et meurt dans l'espace de huit à dix heures. On a prétendu rendre raison du refroidissement et de la mort, par la suppression de l'exhalation de la peau et des changements qui en résultent dans la constitution du sang. Mais le chien, qui transpire, non par la peau, mais par la bouche, se refroidit et meurt en aussi peu de temps que le cheval qui transpire beaucoup par la peau. D'autres ont rapproché des fonctions du poumon les fonctions de la peau; et prétendant, je ne sais à quel titre, établir dans celle-ci une respiration, comme elle est dans celui-là, ont imputé le refroidissement à la suppression d'une chimérique hématose de la peau, sous le topique isolant. Ils ont fait ainsi du refroidissement la conséquence d'une asphyxie, sans s'apercevoir que l'élément essentiel manque à leur interprétation. L'asphyxie implique un sang dénué d'oxygène et chargé d'acide carbonique, un sang noir partout, dans les artères comme dans les veines; et chez les animaux refroidis ainsi sous le topique isolant, le sang est au contraire dénué d'acide carbonique et chargé d'oxygène; il est rouge et rutilant partout, dans les veines comme dans les artères. Ce fait, que Claude Bernard a vérifié par l'expérimentation, je m'en suis assuré moi-même; et chacun peut s'édifier à cet égard, car l'expérience est sans difficulté. Chez les animaux véritablement asphyxiés, qui se refroidissent faute d'hématose, c'est l'oxygénation du sang qui manque à la combustion; chez les animaux refroidis, faute de contact de la peau avec l'air, c'est l'oxydation qui fait défaut.

Cette condition du sang de conserver son caractère artériel, en arrivant aux veines, constitue, dans l'expérience de

Fourcault, un phénomène des plus significatifs qui, après la clarté déjà répandue sur les attributions des nerfs ganglionnaires, par la coïncidence de la présence de ces nerfs avec une température propre, en fait ressortir avec évidence le genre de fonctionnement, et dégage de sa dernière ombre le rôle qui lui revient dans cette grande opération de combustion vitale. Constatons d'abord que, sous l'enduit isolant, c'est le refroidissement qui commence la série des phénomènes dont la mort est le fatal aboutissant ; que, jusqu'à un degré avancé de ce refroidissement, tous les actes qui préparent la combustion vitale continuent de s'accomplir ; que le sang veineux, en se dirigeant vers le poumon, ne cesse de se charger de matériaux combustibles, de provenance digestive ; que ce liquide, à son passage à travers les organes de la respiration, emprunte toujours à l'air de l'oxygène en échange de l'acide carbonique et de l'eau dont il s'exonère ; que ce sang parcourt les artères et parvient au réseau capillaire avec tous les éléments chimiques de la combustion ; que toutes les conditions matérielles de cette opération chimico-vitale se trouvent ainsi réunies, et que pourtant la combustion ne se réalise pas. C'est que les affinités chimiques n'entrent en exercice qu'à la sollicitation d'une force, d'un facteur dynamique ; et tel est précisément l'élément qui, chez les animaux revêtus d'un enduit isolant, manque à l'opération. Enlevez au fil conducteur le bain acide auquel il emprunte le principe de son courant voltaïque, et vainement vous le mettrez en rapport avec le mélange d'oxygène et d'hydrogène enfermé dans l'eudiomètre ; ce fil demeurera inerte, et, manquant de sollicitation dynamique, la combinaison chimique ne s'accomplira pas. L'enduit isolant, dont est revêtu le corps d'un animal, ne fait rien autre chose ; en séparant de la peau l'air atmosphérique, il soustrait aux nerfs ganglionnaires le bain oxygéné qui leur fournit l'élément de leur courant dynamique, courant toujours centripète; et ces nerfs, alors dépossédés de toute vertu, sont impuissants à solliciter la combinaison chimique, d'où se doit dégager la chaleur. Le liquide traverse donc sans changement le réseau capillaire et se retrouve dans les veines tel qu'il est dans les artères. La combustion a manqué, le refroidissement est fatal.

L'expérience de Fourcault avait étonné tout le monde et n'avait éclairé personne. Ce fait saisissant d'un animal qui se refroidit sous un enduit isolant, qui se refroidit jusqu'à la mort, ce fait éveilla d'abord parmi les physiologistes une assez vive curiosité; mais sans attache à leurs doctrines, dont il trahit l'infirmité, il n'a été réellement, pour la science universellement admise, qu'un embarras. Cette expérience, d'une si grande valeur, est ainsi restée lettre morte; et j'ajoute qu'elle serait aujourd'hui tombée dans un humiliant oubli si, moi-même, la rappelant sans cesse dans l'intérêt de la pratique médicale, je ne l'avais retenue à la science et placée sous la protection d'une méthode thérapeutique éminemment puissante, dont elle m'a fourni le principal élément, et dont il faudra bien enfin reconnaître les éclatants bienfaits.

Bien autrement rapide, bien autrement brillante a été la fortune de l'expérience de Claude Bernard, sans pourtant que la science appliquée en ait jusqu'ici tiré de profit. On n'avait rien compris au refroidissement qui détermine la suppression du contact de la peau avec l'air; on ne comprit rien à la chaleur que suscite la section du nerf cervical interganglionnaire dans tout le côté correspondant de la tête. Mais un immense prestige s'attachait à tous les travaux du célèbre professeur: ses expériences antérieures, exécutées avec une habileté, une précision, une sûreté dont on n'avait pas eu d'exemple encore, lui avaient acquis une autorité sans partage; et certes c'en était assez pour qu'il se fît un grand bruit autour du fait inattendu qu'il révélait. Ce fait est considérable; il est tout aussi considérable que le fait de refroidissement révélé par Fourcault. Mais pas plus que la suppression de la chaleur par l'enduit isolant, l'élévation de la température par la section d'un nerf ganglionnaire, ne trouvait sa raison dans la physiologie universellement enseignée. L'expérience de Fourcault, à laquelle on ne pouvait attacher une interprétation de quelque vraisemblance, était gênante pour la science physiologique, et on la délaissait; on aurait en quelque sorte voulu l'oublier. Claude Bernard ne trouvait pas davantage à expliquer les phénomènes saillants que faisait éclater à ses yeux la section du nerf cervical interganglionnaire ; mais Claude Bernard, servi par sa clairvoyance naturelle, pressentit sur-le-champ que ces phénomènes contenaient un enseignement de haute valeur, et il voulut à tout prix en pénétrer le sens. Dix fois il varia d'interprétation, et après bien des hésitations, finit par se prononcer en faveur de la plus mauvaise de toutes, celle qui attache aux nerfs ganglionnaires la faculté de solliciter les contractions des vaisseaux circulatoires, qui en fait, en un mot, des nerfs vaso-moteurs.

L'objectif juste avait manqué à Claude Bernard, dans la conception de son expérience, comme il avait manqué à Fourcault dans la conception de la sienne; et tous deux, en constatant des résultats fort éloignés de ceux qu'ils attendaient, furent frappés de surprise et désorientés. Fourcault n'avait pas été heureux dans son interprétation; Claude Bernard ne le fut pas davantage dans la sienne. Ne soupçonnant pas à un système nerveux d'autre attribution que les facultés sensitive et motrice, l'éminent professeur ne chercha, dans l'appareil nerveux ganglionnaire, que ce qui se trouve dans l'encéphalique; et ce fut là le malheur de sa belle expérience; ce fut le malheur de toutes ses recherches ultérieures sur la chaleur animale. Frappé avec raison de ce fait anatomique bien constaté que les nerfs ganglionnaires accompagnent les artères jusqu'à leurs dernières divisions; mais asservi à moins juste titre, et comme tous les physiologistes contemporains, rivé à cette croyance mensongère que, doués de la faculté contractile, les vaisseaux circulatoires se contractent sur le sang pour le faire cheminer dans les vaisseaux capillaires, il pensa que ces nerfs sont les agents qui sollicitent la contraction vasculaire; et, dans le but de donner à sa conception une solennelle consécration, il fit cette mémorable section du nerf cervical interganglionnaire, que Pourfour-Dupetit avait pratiquée deux siècles auparavant, que d'autres physiologistes avaient exécutée depuis, et dans laquelle l'habile expérimentateur espérait trouver ce que ses prédécesseurs n'y avaient point rencontré. Grande fut sa déception : il constata bien, parmi les résultats de l'expérience des phénomènes qui, jusqu'à lui, étaient demeurés inaperçus; mais ces résultats n'étaient point ceux dont il attendait la manifestation.

Associant trop exclusivement à la section de tout nerf l'idée de paralysie, Claude Bernard croyait, en divisant le nerf cervical interganglionnaire, c'est lui qui le déclare dans une communication à l'Académie des sciences, dont il était un des membres éminents, croyait, dis-je, abolir la contraction des tubes circulatoires qu'il supposait réelle; et, persuadé qu'il allait de la sorte enlever au sang le mobile de sa progression à travers le réseau capillaire, il s'apprêtait à constater, dans la circulation de la région où se répandent les divisions de ce nerf, un état de langueur. Loin de là : au lieu d'une suspension ou d'un ralentissement de la circulation capillaire, ce fut un surcroît d'activité qui se produisit, ce fut une turgescence sanguine avec vive chaleur, semblable en tout, dit le grand expérimentateur, à celle qui accompagne une plaie récente. Il aurait pu ajouter, sans se compromettre, que c'était une véritable inflammation. Car où est l'inflammation, sinon là où se rencontre la chaleur avec l'injection sanguine? Ce résultat, non prévu, était en réalité la négation de l'opinion que nourrissait Claude Bernard sur les attributions du système nerveux ganglionnaire, la négation aussi de cette contraction vasculaire, à laquelle il voulait donner un facteur dynamique. Mais ce dogme de la contraction vasculaire, buriné par le temps dans la foi médicale, ce dogme domine la physiologie tout entière; celle du moins qui toujours se professa ; et sous peine de reviser tous les principes de la science universellement adoptée, il le fallait maintenir. C'était une arche sainte à défendre à tout prix.

Si la circulation capillaire avait été suspendue par la section du grand sympathique, l'interprétation eût été que, non plus exprimé par les contractions des vaisseaux frappés de paralysie, le liquide s'était arrêté dans ses tubes les plus exigus, où il échappe à la puissance du cœur. C'est le phénomène contraire, c'est-à-dire une grande suractivité de la circulation, qui s'est réalisée, avec grande ascension de la chaleur, et ce phénomène contraire, c'est encore à la paralysie des vaisseaux qu'on va l'imputer. Plein de foi dans le dogme traditionnel de la contraction vasculaire, notre grand physiologiste fait alors pénétrer le sang dans les vaisseaux les plus ténus par la force impulsive du cœur; dans les vaisseaux les plus ténus, qui, frappés de paralysie, se laissent distendre par un liquide sur lequel ils ne peuvent plus se contracter. Et voilà comment on fait plier les expériences aux besoins des systèmes! Ainsi, cette turgescence sanguine, qui a constamment suivi la section du nerf cervical interganglionnaire; cette turgescence, qui traduit évidemment avec un apport considérable de sang, une circulation très active, il a fallu en changer le caractère; il a fallu en faire une stagnation sanguine; et de cette manière, ce n'est pas le dogme qui a cédé au fait, mais le fait au dogme. La contraction des vaisseaux a donc été maintenue au service de la circulation capillaire ; les nerfs ganglionnaires ont obtenu la mission de solliciter cette contraction ; et, pour consacrer cette chimérique attribution, le professeur Claude Bernard a dénommé ces nerfs vaso-moteurs.

Et ce n'est pas tout : cette élévation de la température animale, qui est un des résultats les plus saillants de la section d'un nerf ganglionnaire ; ce phénomène inaperçu jusqu'alors, et par la constatation duquel Claude Bernard a fait sienne l'expérience de Pourfour Dupetit ; ce phénomène dont l'illustre physiologiste porte bien haut, et à juste titre, la valeur, quelle en est la raison ; et comment le concilier avec la suspension de la circulation capillaire, avec le séjour d'un sang non renouvelé ? Mérite-t-elle seulement d'être discutée, cette interprétation de Claude Bernard, que la température se maintient élevée dans la région expérimentée, en raison du volume du sang qui vient y séjourner en stagnation, et qui met d'autant plus de temps à céder sa chaleur, que ce volume est plus considérable ? Qui ne comprend sur-le-champ que la masse du sang accumulé en vertu d'une paralysie vaso-motrice, dans une région périphérique du corps, à peine parvenue dans cette région, aurait aussitôt, si considérable qu'elle fût, accompli son œuvre calorifique ; et que la combustion, qui ne peut être entretenue que par le renouvellement incessant des matériaux combustibles, ferait promptement défaut à la chaleur organique ? La région, qui serait ainsi le théâtre d'une injection sanguine, du chef de la paralysie vaso-motrice, se refroidirait au contraire bien plus vite que si elle était simplement traversée par un sang beaucoup moindre en volume, mais dont les colonnes, se succédant sous le jeu de la circulation, fourniraient sans interruption, chacune à leur tour, leur part de chaleur pour le maintien de la température animale.

Voilà pourtant les conceptions qui, aujourd'hui, ont pris possession du mouvement médical ! En faisant sortir de son expérience la malheureuse fiction des vaso-moteurs, Claude Bernard a fortifié l'aveugle croyance de la contraction vasculaire; et, en greffant sur cette double chimère sa paralysie vaso-motrice, pour y relier les congestions sanguines, il n'a fait qu'ajouter à la confusion des faits et des idées, dont notre science paraît s'être réservé jusqu'ici le privilège peu enviable.

Ce récent mouvement, imprimé de la sorte à la médecine, en vertu d'une expérience dont les résultats ont été si étrangement interprétés, un autre physiologiste, célèbre aussi et fort habile, le professeur Brown-Séquard, y a puissamment aidé par une expérience également d'un haut intérêt, qui est la contre-partie à la fois et le complément de celle de Claude Bernard. Ces phénomènes de chaleur et de turgescence sanguine qui résultent de la section du nerf cervical interganglionnaire, M. Brown-Séquard a eu la pensée de les attaquer, en substituant au courant nerveux intercepté un courant galvanique dirigé par le bout périphérique du nerf; et il est parvenu à les dissiper ainsi complètement. Et, poussant jusqu'au bout la démonstration, il a reproduit tour à tour et supprimé tous ces phénomènes, en suspendant alternativement et reprenant l'emploi du galvanisme. Certes, rien n'était plus rationnel, en admettant la paralysie vasomotrice comme mobile de la congestion sanguine et de l'élévation de la température, rien n'était plus rationnel que d'expliquer la suppression de ces phénomènes par le retour des contractions vasculaires, sous l'influence du courant galvanique substitué au courant nerveux intercepté. Seulement, il aurait fallu que les prémisses fussent justes.

Non, la section d'un nerf ganglionnaire ne saurait abolir la contraction des artères, par l'excellente raison que ces tubes sont doués d'élasticité, non de contractilité. Ce qui se dégage réellement des phénomènes attachés à cette section, c'est un étroit rapport entre la production du calorique animal et la présence de ce genre de nerfs; rapport annoncé déjà par les notions d'anatomie et de physiologie comparées que j'ai mises en relief. Ce qui se dégage encore de cette expérience, c'est ce fait remarquable, que les physiologistes n'ont travesti et transformé, que pour l'ajuster à leurs préventions; ce fait remarquable d'un nerf qui, divisé, active son fonctionnement dynamique, dans toute la région où s'en distribuent les ramifications périphériques, de manière à imprimer un surcroît d'énergie au mouvement organique dont lui incombe la charge. Un tel résultat, si opposé qu'il soit à celui dont s'accompagne la section des nerfs encéphaliques, section qui, au contraire, a pour effet l'extinction de leurs facultés organiques, c'est-à-dire l'abolition, soit du sentiment, soit du mouvement, dans toutes les parties où s'en répandent les divisions; ce résultat, dis-je, il le faut accepter tel qu'il est; et si le fait rigoureusement constaté n'est pas selon vos systèmes, changez vos systèmes : le fait ne changera pas.

Ces phénomènes d'inertie ou d'activité fonctionnelle, qui suivent la section des nerfs, selon que ces nerfs appartiennent à l'ordre encéphalique ou à l'ordre ganglionnaire, la raison en est tout entière dans la différence des conditions de fonctionnement, différence qui implique une différence aussi dans la direction des courants dynamiques. Autre but, autre mécanisme fonctionnel. Pour remplir la mission si complexe qui lui est confiée, l'appareil encéphalique possède un centre commun, auquel aboutissent, par un courant centripète, toutes les impressions, et duquel s'échappent, par un courant centrifuge, les sensations et les volitions. De là ce résultat que tout ce qui est détaché de ce centre commun se trouve irrévocablement rejeté hors de la sève fonctionnelle. Coupez un nerf encéphalique, où se confondent en général les fibres motrices et les fibres sensitives, coupez ce nerf, et les excitations périphériques n'arriveront plus au centre commun, et la volonté demeurera inexécutée dans la région que pénètrent les divisions de ce nerf. A l'appareil ganglionnaire sont d'autres conditions de fonctionnement; ici plus de centre commun, des ganglions et des nerfs partout, et un seul courant dynamique à fournir, comme un seul acte à solliciter. Ce n'est pas tout; cet acte, bien différent par son caractère des opérations qui, relevant de l'appareil encéphalique, ne rencontrent dans le monde physique aucun analogue, et dont le mécanisme ne saurait, par conséquent, se trahir à la lueur des lois générales; cet acte, au contraire, est de nature chimique; il n'est autre chose que la combustion, autre chose que cette même combustion qui, tous les jours, s'accomplit sous nos yeux dans le monde extérieur, et à la réalisation de laquelle, matière organisée ou matière inorganique, s'imposent des conditions identiques.

En démontrant que l'air atmosphérique est le bain oxygéné où les nerfs ganglionnaires puisent l'élément du courant dynamique par lequel ils sollicitent, au sein des tissus vivants, la combustion, le refroidissement de l'animal enduit d'un topique imperméable enseigne que ce courant est centripète; et du même coup fait la lumière sur la raison des phénomènes calorifiques et circulatoires invariablement liés à la section de ces nerfs. Ce courant centripète, intercepté au point de la section, se condense de ce point à toutes les divisions périphériques, pour imprimer à la combustion organique, dans la région où elles aboutissent, un surcroît d'activité qui se traduit par une élévation de température. Et cette élévation de température, la turgescence sanguine en est fatalement la conséquence, comme je le démontrerai invinciblement, quand je dirai la destination physiologique de la chaleur animale. Ainsi se condense et fait explosion le courant électrique dans les appareils destinés à nous préserver de la foudre, alors que ce courant se trouve intercepté par la rupture ou la simple oxydation de la chaîne conductrice. Le phénomene ici est terrible, il est grandiose; mais le mécanisme n'en est pas différent.

Quant aux résultats de l'expérience de Brown-Séquard, de cette expérience qui a pour objet de diriger par le bout périphérique du nerf divisé un courant galvanique, au signal duquel se dissipent sans retard les phénomènes de chaleur et de turgescence sanguine déterminés par la section de ce nerf, l'interprétation s'en est produite sous la pression de ce même dogme de la contraction vasculaire, d'où s'est dégagée déjà l'interprétation donnée aux résultats de l'expérience de Claude Bernard; et, fausse d'un côté, l'appréciation ne pouvait être juste de l'autre. Claude Bernard, en coupant un nerf ganglionnaire, prétendait abolir des contractions vasculaires qui n'existent pas; il prétendait produire ainsi le relâchement et la distension des tubes capillaires sous l'afflux du sang; il prétendait enfin rattacher la chaleur à cet afflux.

Brown-Séquard prétend, à la faveur du courant galvanique substitué au courant nerveux, rappeler la contraction vasculaire qui, à ses yeux aussi, est la force de la circulation capillaire, et par cette contraction exprimer le sang et réduire la chaleur. Mais il n'y a ici ni contractions abolies, ni contractions réveillées; ce qu'il y a, c'est un courant galvanique centrifuge qui dirigé par le bout périphérique d'un nerf divisé, se confond pour le neutraliser, avec un courant centripète condensé par son interception, et de cette manière en dissipe tous les effets. C'est ainsi que, dans le monde physique, se neutralisent et s'annihilent deux courants d'électricité différente et dirigés l'un contre l'autre. Voilà ce que contiennent les deux belles expériences de Claude Bernard et de Brown-Séquard; et, une telle signification, si les deux grands physiologistes l'ont méconnue, c'est qu'ils n'ont pas su s'affranchir de cette croyance que, doués de contractilité, les tubes circulatoires commandent, par leurs contractions, à la progression du sang dans le réseau capillaire, et la règlent.

Solliciter, par son pouvoir dynamique, la combinaison chimique de l'oxygène avec les matériaux combustibles mis en présence dans le sang, déterminer ainsi une véritable combustion, d'où résulte la chaleur animale; tel est donc, au sein de l'organisme, le rôle de l'appareil nerveux ganglionnaire : la grande expérience de la nature commence la démonstration par ce double fait acquis à l'observation que, seuls, les animaux jouissent d'une température propre, qui possèdent les nerfs de cet ordre, et que ces nerfs, se portant sur les artères qu'ils accompagnent jusque dans leurs dernières divisions, se terminent au réseau capillaire où s'accomplit la conversion du sang rouge en sang noir. L'expérience de Fourcault, en constatant que la combustion s'arrête dès que la peau est revêtue d'un enduit isolant, ajoute à cet enseignement cet autre enseignement que les nerfs ganglionnaires empruntent, par la surface du corps, au milieu oxygéné avec lequel elle est en contact, l'élément de leur puissance; et que, par conséquent, le courant dynamique dont ils sont les conducteurs, est toujours centripète. L'expérience de Claude Bernard qui, par la section du nerf cervical interganglionnaire, intercepte le courant nerveux et le condense de manière à élever la chaleur dans toute la région où se répandent les divisions de ce nerf, ajoute un trait saillant à la démonstration. Enfin, l'expérience de Brown-Séquard, en dissipant ces phénomènes de chaleur et de turgescence sanguine, par un courant galvanique dirigé contre le courant nerveux condensé avec lequel il se confond, achève avec éclat la notion de ce beau mécanisme.

Nous sommes loin, comme on a pu en juger, de la doctrine des vaso-moteurs et de cette théorie admise aujourd'hui, d'après laquelle la chaleur animale, loin d'être la cause de la circulation, n'en serait que la conséquence.

Clinicien de premier ordre, comme Claude Bernard était physiologiste de génie, le docteur de Robert de Latour s'est surtout appuyé, pour prouver la justesse de sa théorie physiologique, sur les applications nombreuses qu'il en a faites à la clinique pour le plus grand bien de ses malades. Il est parti aussi du principe fondé par Lavoisier, et pour démontrer que la chaleur est une fonction propre et indépendante dont les deux éléments, la production et la dépense, sont toujours dans un rapport constant, il a repris les expériences du fondateur de la chimie moderne, il a fait la part comme le recommandait Claude Bernard lui-même des actions physiologiques, et il est arrivé à un but opposé à celui du fondateur de la physiologie expérimentale.

Me rappelant les idées si larges de Claude Bernard qui songeait, il me l'a confié souvent, à reprendre toutes ses découvertes, pour en fixer la confirmation suprême, car parfois il lui arrivait de douter — le doute, disait-il fréquemment, est l'oreiller du savant — je suis persuadé qu'en lisant le *Traité clinique des fièvres larvées* du docteur Albert Tartenson, il eût été frappé des faits cliniques observés avec une réelle intuition et qu'il eût trouvé que la question était éclairée d'un jour tout nouveau. Il eût peut-être repris l'étude de la chaleur animale, et qui sait? il eût peut-être renversé sa théorie des vaso-moteurs. C'était un homme capable d'un semblable effort. Nous l'avons toujours vu possédé d'une grande soif de la vérité. Il la cherchait toujours, et sans cesse il était non satisfait de ce qu'il trouvait. Il ne croyait pas à l'immutabilité des théories ; il les considérait comme des échafaudages, coûteux, mais non éternels, et il était trop accoutumé à l'écroulement successif de celles de ses adversaires pour croire à la perpétuité des siennes. Bien qu'homme de raisonnement scientifique, il admettait en médecine l'emploi des moyens empiriques, déclarant qu'il valait encore mieux guérir le malade sans savoir comment, plutôt que de le laisser mourir en appliquant des principes raisonnés, mais funestes. Pour lui, le praticien qui guérit une fièvre pernicieuse à l'aide du sulfate de quinine, sans s'expliquer d'ailleurs l'action du médicament, est bien plus habile que le savant qui prétend combattre les maladies infectieuses à l'aide d'antiseptiques qu'il a expérimentés *in vitro* et qui, malgré ses prévisions, tuent le malade.

Je me garderai bien de porter un jugement, mais je dois avouer dans ma bonne foi d'expérimentateur et de physiologiste, que la lecture du *Traité des fièvres larvées* m'a laissé rêveur. En me reportant au passé, parmi les hommes que j'ai connus, j'en ai tant vu mourir brusquement à la grande surprise de chacun et des médecins, qu'il m'est impossible de ne point accueillir avec déférence un ouvrage qui me dévoile des horizons nouveaux et m'apporte la vérification constatée de maladies méconnues. Dans tous ces cas n'y a-t-il pas eu quelques-unes de ces maladies, dont le docteur Albert Tartenson a donné une description si remarquable et qu'il a, en quelque sorte, découvertes. Puissent les médecins profiter de ces aperçus si nouveaux et appliquer au diagnostic et à la guérison les règles formulées d'une façon si précise par l'auteur de cet intéressant ouvrage.

C'est en s'inspirant des idées doctrinales et des principes de physiologie expérimentale de Claude Bernard, que le docteur Albert Tartenson, ardent partisan de la théorie capillaire de la chaleur animale du docteur de Robert de Latour, s'est décidé à publier le traité clinique, dont nous recommandons la lecture et la méditation, à tous les médecins, car il est le fruit d'une longue et heureuse pratique. Il leur enseignera des vérités expérimentales qu'il ne faut pas négliger, — qu'on doit toujours marcher par exemple, le thermomètre à la main, dans nombre d'affections dont le caractère ne peut être révélé que par l'élévation de température, critérium expérimental, par excellence, et qui concorde admirablement bien aussi avec les belles découvertes d'un autre grand physiologiste de l'école actuelle, M. Pasteur, qui a éclairé la question d'une nouvelle lumière, en démontrant que l'augmentation de chaleur est due à la présence d'un principe infectieux dans le sang.

A côté des chapitres dogmatiques et descriptifs, M. le docteur Albert Tartenson a consacré une large part aux observations cliniques qu'il rapporte avec les détails les plus circonstanciés. Il ne se contente jamais d'avancer un fait qu'il ne puisse expliquer.

De son livre qui sera utilement lu et par les médecins et par les physiologistes et par les amis des sciences médicales, il peut dire, sans aucune fatuité, comme a écrit un jour Palissy, ce pauvre grand potier de génie, expérimentateur s'il en fut jamais : « *Je ne dis chose que je ne montre de quoy.* »

GEORGES BARRAL
Ancien Élève de Claude Bernard.

Laboratoire de Biochimie, juillet 1887.

INTRODUCTION

A

L'HISTOIRE CLINIQUE DES FIÈVRES LARVÉES

INTRODUCTION

A

L'HISTOIRE CLINIQUE DES FIÈVRES LARVÉES

> L'observation et l'expérience pour amasser les matériaux, l'induction et la déduction pour les élaborer, voilà les seules bonnes machines intellectuelles.
>
> F. BACON.

La première règle d'une bonne classification, a écrit Victor Cousin, est d'être complète. On peut reprocher à la distribution méthodique des *maladies paludéennes*, telle qu'elle est présentée actuellement dans tous les traités de pathologie, de ne point répondre à cette nécessité scientifique. Non seulement elle est incomplète; mais elle a encore le grave défaut de manquer de précision et d'exactitude.

Prenons, comme exemple, les fièvres pernicieuses. Les auteurs n'indiquent pas leurs caractères distinctifs, et il semble que ce soit surtout leur issue funeste qui permette de les diagnostiquer, ce qui est loin de satisfaire la raison et d'affermir l'autorité médicale.

C'est d'une manière tout arbitraire que se trouvent réunies en un faisceau certaines maladies, d'origine palustre, revêtant des formes excessivement graves et entraînant presque toujours la mort, d'où leur dénomination de *pernicieuses*.

« Tout en critiquant, dit Hirtz, la base purement symptomatique, adoptée par la plupart des observateurs; tout en exprimant le vœu de voir asseoir cette classification sur les bases de la physiologie pathologique; tout en désirant enfin nous avancer dans cette dernière direction, les matériaux qui sont à notre disposition et les éléments de notre propre expérience, nous paraissent insuffisants pour arriver dès à présent à une détermination rationnelle et complète. »

Voilà où en est la science, à l'heure présente, d'après l'auteur de l'article du *Nouveau dictionnaire de Médecine et de Chirurgie* que l'on peut considérer comme le résumé des connaissances actuelles.

Il y a donc une lacune importante à combler. C'est le but que je me suis proposé et que j'espère avoir atteint en indiquant au chapitre des fièvres pernicieuses le moyen de reconnaître ces maladies dès le début. Au lieu d'être pris au dépourvu comme cela arrive d'habitude, le médecin pourra désormais constater le danger en temps utile, pour le combattre avec des chances réelles de succès.

Quant à la classe des *fièvres larvées*, si l'on s'en rapporte aux auteurs, elle renferme des maladies *sans fièvre*, telles que des névralgies, des douleurs, des troubles fonctionnels isolés, quelquefois des spasmes et des tics convulsifs, puis encore des ophtalmies et des pneumonies. C'est là une doctrine en contradiction avec les faits cliniques. Il est d'abord inexact que ces maladies soient apyrétiques et on est en droit de se demander par suite de quelle aberration de langage on en est arrivé à les désigner sous une appellation si trompeuse et si contraire à leur nature.

« Ces maladies, dit Grisolle, ne devraient pas, à la rigueur, être appelées *fièvres* puisque nul phénomène pyrétique ne les accompagne. Cependant l'usage a prévalu de leur donner le nom qu'elles portent et il faut le leur conserver car il indique les liens intimes qui les rattachent aux fièvres intermittentes. »

En réalité, ces maladies méritent bien leur dénomination, *attendu qu'elles s'accompagnent toujours de fièvre.*

Dans certains cas ce symptôme morbide peut être très léger, et passera même inaperçu à un examen superficiel et peu attentif; mais il sera toujours appréciable au thermomètre qui constitue le seul critérium sérieux en cette matière.

Quant à moi, en effet, je n'ai jamais rencontré un seul cas, de ces prétendues *fièvres larvées,* qui ne s'accompagnât d'une augmentation de température de un à deux degrés, au minimum.

M. le professeur Jaccoud, lui-même, reconnaît avoir constaté dans deux cas de névralgies faciales à type tierce régulier une élévation de six à neuf dixièmes, au moment de l'accès, alors *qu'aucun phénomène subjectif ou objectif ne révélait l'état de fièvre*. C'est donc par suite d'un défaut d'observation, qu'on en est arrivé à considérer ces maladies comme apyrétiques.

Mais là où l'erreur devient plus fâcheuse, c'est qu'en constituant cette classe d'affections bénignes et à peine fébriles, on a cru devoir éliminer une série de maladies graves et franchement pyrétiques, appartenant cependant à la même famille. Leur différence symptomatique a fait supposer qu'elles n'avaient point une même origine, ni une même nature, et on les a rangées parmi les diverses maladies inflammatoires.

Nous avons acquis la conviction que pour rester d'accord avec l'observation clinique, il faut rétablir la classe des fièvres larvées, comme il convient de le faire d'après la dénomination même qui leur a été attribuée. En effet, d'une façon générale, les fièvres larvées doivent être considérées comme des maladies toujours fébriles, qui, ayant la même origine que les fièvres intermittentes et se guérissant par les mêmes moyens, se dissimulent, se masquent (*larva-masque*) et cachent leur véritable nature sous des apparences trompeuses qui, le plus souvent, les laissent méconnaître. On arrive ainsi à former une classe naturelle très importante et renfermant des variétés presque infinies.

Il ne faut pas oublier que le poison paludéen, au lieu d'engendrer des fièvres intermittentes simples ou des fièvres pernicieuses, peut par suite d'anomalies encore inexpliquées donner naissance à des troubles fonctionnels plus ou moins persistants, revêtant les formes les plus diverses et simulant à peu près toutes les maladies. Par exemple, les fièvres larvées prendront aussi bien les apparences d'un léger malaise, d'un simple coryza ou d'une névralgie que d'une pneumonie, d'une fièvre typhoïde ou d'une méningite.

Voilà ce qu'enseigne la clinique. On comprend aisément combien est défectueuse une classification qui n'admet que les trois sortes suivantes de maladies palustres :

1° Les fièvres intermittentes dont le diagnostic est en général facile;

2° Les fièvres pernicieuses qui tuent rapidement et ne se reconnaissent guère qu'après la mort;

3° Les fièvres larvées qui sont des affections légères et sans fièvre proprement dite.

Il résulte de cette énumération que le médecin observant au lit du malade une pneumonie, avec fièvre intense et présentant des symptômes graves mais non pernicieux toutefois, ne pourra songer à rapporter cette maladie à l'une des trois variétés indiquées, puisque les symptômes ne concordent avec aucune d'elles. Le praticien sera donc obligé, pour établir un diagnostic, de faire comme les organiciens qui s'efforcent de rattacher toutes les maladies à la lésion d'un organe. Pour être conséquent avec lui-même et les doctrines admises, il attribuera la fièvre et tous les accidents à l'inflammation du poumon, et instituera une thérapeutique qui aura exclusivement pour but de combattre la lésion locale.

Si, comme cela n'arrive que trop souvent, la maladie a une issue fatale, il cherchera à se l'expliquer par l'intensité de l'inflammation et se consolera en pensant avoir fait tout ce qui était humainement possible. Sa conclusion sera que le cas était au-dessus des ressources de l'art!

Quels ne seraient pas ses regrets, s'il se doutait que le malade a succombé par suite de son erreur; parce qu'il n'a pas su reconnaître qu'il s'agissait là d'une infection de toute l'économie par le poison paludéen; que la lésion locale ne jouait qu'un rôle tout secondaire; que c'est la fièvre, c'est-à-dire l'élévation thermique qui a entraîné la mort, et enfin qu'il avait à sa disposition un moyen sûr, héroïque, on peut presque dire infaillible de sauver la vie de son malade, s'il avait su diagnostiquer la véritable cause des accidents. C'est là malheureusement un de ces cas qui se présentent fréquemment. Nombre de décès dont on donne l'explication à l'aide de diagnostics plus ou moins fantaisistes, sont dus en réalité à des fièvres larvées méconnues.

La pneumonie et la méningite, par exemple, qui tiennent une si large part dans les statistiques nécrologiques, ne sont bien souvent que des formes revêtues par la fièvre larvée. Au sujet de ces deux maladies, on doit faire cette remarque du plus haut intérêt qu'elles marchent presque toujours de pair. L'examen des bulletins indique une concordance frappante entre les décès attribués à l'une et à l'autre. Il est donc permis de se demander si le principe paludéen qui engendre, à des époques déterminées, les épidémies de fièvres intermittentes, ne donne pas naissance, en même temps, à des fièvres larvées pneumoniques et méningitiques, puisqu'il y a un rapport manifeste dans l'évolution de ces diverses affections.

Elles apparaissent par poussées périodiques ou plutôt saisonnières, puis se ralentissent et disparaissent en même temps. Quand le nombre des fièvres intermittentes augmente, il en est de même des pneumonies et des méningites et inversement. Si l'on veut bien admettre cette vérité clinique, que la pneumonie et la méningite aiguës, *simples,* sont deux maladies dont la première se guérit presque toujours spontanément et la seconde est absolument rare, il y a lieu d'être surpris du chiffre relativement élevé des décès qu'elles entraînent chaque année. Ainsi, en 1885, on a enregistré pour Paris 4,208 décès par pneumonie et 2,090 par méningite. Il va sans dire que les méningites tuberculeuses ne sont pas comprises dans ce chiffre. Il est très vraisemblable qu'il y a là erreur d'attribution et que la majeure partie de ces décés est due en réalité à des fièvres larvées non reconnues.

Ce qui caractérise de prime abord ces maladies, c'est la soudaineté, la gravité et aussi la bizarrerie des accidents. Un sujet en pleine santé est brusquement atteint de malaise, de frissons, de fièvres. L'état de maladie dure quelques heures ; le calme se rétablit. On croit que *cela ne sera rien*. Le lendemain ou le surlendemain les mêmes accidents reparaissent, mais cette fois avec plus d'intensité. On appelle alors le médecin, qui, aprés examen minutieux, découvre une lésion quelconque, par exemple un point de congestion pulmonaire. Du coup son diagnostic est établi. Il déclare que le malade est atteint d'une fluxion de poitrine. Il institue le traitement classique : vésicatoire, émétique, kermès, digitale, etc. Peu de temps après tous les symptômes s'amendent. On constate une détente générale et une amélioration sensible qui laissent croire à l'efficacité de la médication et à un rétablissement prochain. Malheureusement une rechute ne tarde pas à enlever ces illusions, et, après une série d'alternatives semblables, le malade succombe. Tout cela se passe en un délai de huit à quinze jours.

Cependant, au cours de cette maladie, le médecin est souvent frappé de l'intensité de la fièvre qui est hors de proportion avec le peu d'importance ou d'étendue de la lésion qu'il a constatée. Il ne s'explique pas davantage ces rechutes extraordinaires survenant sans causes appréciables. A défaut de raisons plausibles, il les attribue à un manque de soins, à quelque refroidissement.

De même, toutes les personnes qui entouraient ou connaissaient le malade sont étonnées de la marche bizarre et de la terminaison rapide de cette affection dont le médecin n'a pas soupçonné la gravité, puisqu'à chaque période de rémission, il considérait le mal comme enrayé, laissait croire à la guérison et berçait chacun d'un espoir qu'il partageait lui-même.

Il reste dans la pensée de chacun, la conviction intime qu'il y a eu quelque chose d'anormal dans cette maladie. Combien de fois les faits se passent-ils ainsi? Combien de fois des sujets robustes, auxquels une excellente constitution et une santé sans atteinte semblaient présager un long avenir, sont-ils ravis de cette façon, en quelques jours, à l'affection de leurs parents et de leurs amis. Des exemples semblables ne sont pas rares. Pour ma part, j'ai recueilli des faits nombreux qui ne me laissent aucun doute sur l'extrême fréquence de ces fièvres larvées et sur les conséquences fatales qu'elles entraînent dans une foule de cas par suite d'erreurs de diagnostics et de défaut de traitement.

Dans la première enfance, les fièvres larvées prennent surtout la forme méningitique. La confusion avec la méningite aiguë est si facile, que presque toujours on diagnostique cette dernière maladie qui explique tout naturellement la fièvre, le délire et la mort. Toutefois, comme l'inflammation des méninges ne naît pas spontanément et exige pour se produire des causes graves, le médecin restera hésitant, s'il ne découvre point dans les antécédents du malade, une insolation, une chute, un fait étiologique quelconque auquel il puisse avec quelque vraisemblance attribuer les accidents.

La plupart du temps, il ne trouvera point ce qu'il cherche, mais comme les symptômes répondent exactement à ceux de la méningite et qu'il se trouve en présence de délire, vomissements, cris aigus incessants, paralysie des yeux, convulsions, etc., son hésitation cessera bientôt, et, à défaut d'une cause bien manifeste, il fera intervenir le tubercule ! Et sa conclusion sera que l'enfant se meurt d'une méningite tuberculeuse !

C'est là une des fâcheuses conséquences de la tendance que l'on a à localiser les maladies et à les rattacher à la lésion matérielle d'un organe. Malgré l'opinion de Legendre qui prétend que la méningite tuberculeuse survient souvent au milieu d'un état de santé florissant, il faut reconnaître qu'en général, il en est autrement, et que cette maladie qui d'ordinaire s'accompagne de symptômes antécédents du côté du poumon, suit une marche lente, insidieuse, donnant longtemps à l'avance l'éveil aux médecins et aux parents sur les dangers de la situation.

Or, lorsque la veille, ou quelques heures même avant le début des accidents, un enfant était plein d'entrain, de gaîté, de fraîcheur, prétendre sans autre preuve qu'il est tuberculeux, c'est vouloir en quelque sorte s'illusionner et porter un faux diagnostic pour le besoin de la cause. C'est ce qui arrive trop fréquemment dans le cas de fièvre larvée méningitique. On suppose des tubercules là où il n'y en a pas.

C'est ainsi que dans certaines contrées marécageuses,

de malheureuses familles venant à perdre successivement de beaux enfants dont la santé inspirait toute quiétude, on finit par croire qu'elles sont entachées d'un vice héréditaire, qui condamne les enfants dès leur naissance à une fin prématurée.

En réalité, il ne s'agit ici, le plus souvent, que de fièvres larvées, graves, qui, sous le masque de la méningite aiguë, tuent de pauvres petits êtres dont les existences eussent été sauvées, si la véritable nature du mal avait été reconnue. Ce n'est point à dire que je veuille nier les ravages trop certains de la méningite tuberculeuse. Cette terrible maladie n'est hélas! que trop répandue dans les classes nécessiteuses. Je tiens seulement à insister sur les dangers d'un diagnostic ne reposant pas sur des données précises, et à établir, qu'en thèse générale, lorsque les symptômes démentent ou même ne confirment pas suffisamment l'existence d'une maladie que l'on croit reconnaître, il y a tout intérêt en médecine à garder une prudente réserve et à ne point chercher la preuve de ce que l'on désire trouver dans des hypothèses plus ou moins fallacieuses. On s'expose à des diagnostics erronés, à une mauvaise thérapeutique, à de tristes déceptions.

Dans le cas, par exemple, de méningite aiguë, si les antécédents et les prodromes n'indiquent point les tubercules, il ne faut pas gratuitement leur attribuer les accidents, à défaut d'une cause étiologique satisfaisante et sous le prétexte que la méningite n'étant pas simple, puisqu'on ne découvre pas la cause provocante, doit être forcément tuberculeuse. Il est plus sage de reconnaître que le cas est anormal, de chercher, et on arrivera ainsi à poser le diagnostic de la fièvre larvée.

Cette anomalie — j'insiste essentiellement sur ce point — est un des éléments distinctifs de cette classe de maladie. Lorsqu'un enfant en pleine santé et sans motifs appréciables, ainsi que je l'ai developpé plus haut, est atteint de fièvre, de délire et d'accidents qui menacent de devenir mortels, on doit tout d'abord songer à une fièvre larvée et chercher à en établir le diagnostic d'après les principes que je formule plus loin. Autrement on s'expose, si la maladie a une heureuse issue, à croire à la guérison d'une méningite tuberculeuse. De temps à autre des observations de ce genre sont publiées de très bonne foi. Ce ne sont à mon sens que des erreurs cliniques, qu'il faut combattre et éclairer, car, si la fièvre larvée méningitique peut se guérir spontanément, comme toutes les fièvres larvées, en revanche je considère la méningite tuberculeuse comme entraînant toujours la mort quelle que soit la thérapeutique employée, du moins quant à présent.

Mais possède-t-on un moyen de reconnaître les fièvres larvées et existe-t-il un traitement capable de les guérir? Ce moyen et ce traitement appartiennent désormais à la pratique médicale, et mon but en publiant ce traité est justement de les indiquer et d'en développer tous les motifs. Je les considère l'un et l'autre comme ayant une grande valeur. Je leur dois de beaux succès cliniques et thérapeutiques et je puis, d'après mon expérience, affirmer que tous mes confrères qui admettront les principes de diagnostic que j'ai établis et qui se régleront pour la médication à suivre d'après la méthode qui me sert de guide, obtiendront les mêmes heureux résultats.

En publiant cet ouvrage, qui constitue le résumé de ma pratique, ma pensée n'est point de donner le jour à une théorie pure. La guérison du malade est le seul objet qui me tienne et m'absorbe. Tout en cherchant à interpréter les phénomènes physiologiques observés, j'expose avant tout ce que j'ai vu et je cherche à traduire en quelque sorte ce que j'ai lu dans le livre de la nature, c'est-à-dire au lit du malade.

C'est là en effet que le médecin pratiquant s'instruit réellement, découvre des vérités nouvelles et parfois même rectifie les interprétations erronées des faits scientifiques. S'il veut examiner les choses, sans parti pris, s'il est doué de quelque intuition et s'il possède ce qu'on appelle si bien le tact médical, il peut arriver à élucider des points demeurés obscurs aux yeux des maîtres les plus savants.

En face du malade, les difficultés sont les mêmes pour tous. Il faut résoudre vite et bien un problème qui comporte souvent de nombreuses inconnues. Le succès appartient à celui qui a le plus de sagacité et qui sait le mieux observer et expliquer les phénomènes cliniques. C'est ainsi que de simples praticiens doués du talent d'observation, deviennent d'excellents thérapeutistes et recueillent de précieuses richesses cliniques qu'ils ont le tort de ne point publier, car tout le monde en profiterait, médecins et malades. Mais ils sont, la plupart du temps, retenus par une modestie exagérée, et par cette idée fausse, qui tend cependant à diminuer, que tout progrès clinique et thérapeutique est en quelque sorte l'apanage du corps enseignant. C'est une erreur préjudiciable au progrès puisqu'en fait d'art médical, les raisonnements les plus scientifiques ne conduisent pas toujours à des solutions utiles.

Toutes les découvertes en médecine ne sont en effet que l'œuvre du hasard et de l'observation; elles appartiennent à ceux qui cherchent à interpréter avec un esprit lucide et compétent des phénomènes qui jusque-là étaient restés sans signification apparente et avaient semblé n'avoir qu'une valeur relative. Chacun de nous doit donc apporter sa pierre à l'édifice. C'est la meilleure preuve à donner du désir que l'on a de travailler pour le bien de l'humanité.

Je suis animé du plus ardent désir de voir mes confrères mettre à profit l'expérience que j'ai acquise et puiser dans les faits cliniques que j'ai rapportés, des enseignements leur permettant de toujours reconnaître une fièvre larvée et d'instituer le traitement approprié, c'est-à-dire le seul capable d'amener et d'assurer la guérison. J'ai le bon espoir qu'ils pourront, en suivant mes données, sauver l'existence de quelques-uns de leurs malades, comme j'ai eu le bonheur de le faire pour un certain nombre des miens. Le médecin ne peut pas rêver une plus intime et plus complète satisfaction.

Docteur ALBERT TARTENSON

Paris, juillet 1887.

CHAPITRE PREMIER

ORIGINE DES FIÈVRES LARVÉES

CHAPITRE PREMIER

ORIGINE DES FIÈVRES LARVÉES

CHAPITRE PREMIER

ORIGINE DES FIÈVRES LARVÉES

Les fièvres larvées ont la même origine que les fièvres intermittentes. Elles sont la conséquence de l'introduction dans l'organisme d'un principe qui agit comme toxique et qui amène un véritable empoisonnement.

Les auteurs ne sont point d'accord sur la nature de cet élément pernicieux. Pour les uns, il proviendrait de la fleuraison des plantes qui croissent dans les marais, c'est-à-dire du pollen ou des spores et microphytes qui, à un certain moment de la végétation, se répandent dans l'air et infectent l'organisme lorsqu'ils y pénètrent pendant l'acte de la respiration.

C'est ainsi que les fièvres intermittentes ont été attribuées par Boudin à la *flouve des marais (antroxanthum odoratum)*, par Balestra à l'*alga miasmatica,* par Eklund à la *lymnophisalix hyalina,* par Safford et Bartlet, à l'*hydrogastrum granulatum,* etc.;

que d'autres médecins ont rapporté les fièvres des tropiques à un palétuvier (*rhizophora mangle*) et qu'enfin Salisbury a signalé comme étant la cause de l'impaludisme, de petites cellules analogues à celles d'une algue du genre *palmella*, dont il avait constaté la présence à la surface du sol des pays marécageux. Pour d'autres, au contraire, ce serait un produit de la décomposition putride de substances végétales dans des eaux stagnantes.

Sans vouloir discuter longuement cette question qui admettra toutes les hypothèses tant que l'analyse microscopique et l'expérimentation physiologique ne l'auront point résolue d'une manière définitive, je me hâte de déclarer que je me range du côté de la première opinion, parce que l'observation des faits semble la confirmer.

J'ai pendant plusieurs années habité un pays infesté de fièvres paludéennes, dans le département de la Loire-Inférieure, près de Nantes, sur les bords du lac de Grand-Lieu; j'y ai recueilli de nombreuses observations qui rendent admissible l'existence d'une flore palustre toxique. Ce lac, qui n'est à vrai dire qu'un vaste marais mesurant sept lieues de tour, a très peu de profondeur; la couche d'eau qui dans certains endroits atteint deux mètres ne dépasse guère en moyenne cinquante centimètres et recouvre un terrain vaseux produisant une végétation analogue à celle des prairies marécageuses. De distance en distance, on voit émerger à la surface d'épaisses touffes de roseaux désignés dans le pays sous le nom de *rouches*.

Lorsqu'en été, les rives sont desséchées, les habitants fauchent ces rouches et en font une abondante récolte ; ils s'en servent même pour la litière du bétail et la fumure des terres.

Ce lac est un foyer permanent d'infection paludéenne et dans toute la région les fièvres règnent à l'état endémique. De temps à autres, et on peut presque dire à époques fixes, des épidémies éclatent avec plus ou moins de violence.

En hiver, lorsque tous les marais sont recouverts d'eau, et en plein été lorsqu'au contraire ils sont complètement desséchés, c'est-à-dire au moment où la végétation se trouve arrêtée, les fièvres sont rares et bénignes. On ne constate guère alors que des cas endémiques chez les paysans pauvres, épuisés et cachectiques.

Au printemps, en revanche, dès que par suite du retrait des eaux, les marais commencent à se découvrir et à végéter, de terribles épidémies ne tardent pas à faire leur apparition. Il en est de même à la fin des étés très secs, lorsque les premières pluies font reverdir et pousser les prairies desséchées. Tous les ans, les mêmes faits se reproduisent : le retour des épidémies coïncide avec le réveil de la nature palustre.

N'y a-t-il pas là une preuve que la source des

maladies réside plutôt dans la vitalité des végétaux que dans leur état de décomposition? A certains moments, pendant les fortes chaleurs, on perçoit au bord de ce lac des émanations très désagréables, provenant de la corruption de tous les détritus végétaux qui fermentent sur les rives dans des eaux croupissantes. Il semble que ce devrait être un foyer de miasmes infectieux amenant une recrudescence des maladies. Il n'en est rien; il n'existe pas de rapport entre l'état épidémique de la région et l'intensité de ces exhalaisons marécageuses.

D'ailleurs, si la décomposition des substances végétales était la véritable source du poison paludéen, il serait logique d'admettre que les fièvres intermittentes devraient être répandues à peu près également sur toute la surface du globe, puisqu'il y a bien peu d'endroits où on ne trouve, à un moment donné, des végétaux en état de fermentation. Or, loin d'être cosmopolites, ces fièvres sont localisées dans des endroits fixes. Elles règnent spécialement dans le voisinage des eaux stagnantes, d'où leur est venu le nom de *fièvres des marais*.

Si, en outre, on étudie leur distribution géographique, on observe un fait singulier et significatif. C'est au niveau de la ligne équatoriale qu'elles atteignent leur summum d'intensité et de fréquence, puis elles diminuent progressivement en se rapprochant des tropiques, au delà desquels elles disparaissent presque complètement. L'île de Van-

Diémen, la Nouvelle-Zélande, beaucoup d'îles de l'Océan Pacifique, certaines rives marécageuses de la Plata, etc., en sont absolument indemnes, malgré le débordement des fleuves, l'humidité de leurs rives et la variabilité de la température. N'est-ce pas là l'indice qu'il s'agit d'une flore palustre qui, comme toutes les flores, ne vit que dans certaines conditions climatériques et géologiques et dans des zones bien limitées? Il est même à supposer que cette famille botanique se rapprocherait de la classe des cryptogames en raison des analogies qu'elle présente avec eux.

On sait, en effet, que les champignons vénéneux se rencontrent généralement dans les terrains bas, humides et ombragés, tandis que les champignons comestibles ne croissent que dans les régions sèches et aérées. La zone de délimitation est parfois très peu étendue, mais il n'y a jamais fusion, car les conditions de vitalité des deux variétés sont toutes différentes. Pour l'une, l'ombre et l'humidité sont nécessaires, tandis que pour l'autre l'air et le soleil sont indispensables. C'est ainsi qu'il suffira parfois de défricher un bois ou de drainer une prairie pour cueillir des mousserons ou des cèpes comestibles à l'endroit où ne poussaient que des oronges et des cèpes vénéneux.

De même la flore palustre fébrigène exige des conditions climatériques spéciales et un terrain approprié. Tel marais, par exemple, cessera d'être un foyer d'épidémie, le jour où, desséché et livré à la culture, il n'offrira plus aux champignons paludéens les éléments nécessaires à leur développement. On peut donc conclure que si certaines régions marécageuses sont exemptes de fièvres de marais, c'est que la flore qui engendre ces fièvres n'existe pas dans ces régions, parce qu'elle n'y trouve pas les conditions indispensables à sa vitalité. Autrement on ne s'expliquerait pas l'immunité des pays qui réunissent les conditions les plus favorables au développement des fièvres paludéennes : climat chaud, marais étendus, fermentation et décomposition de végétaux dans des eaux stagnantes.

Le docteur Trousseau prétendait que l'humidité seule n'est pas la cause des fièvres intermittentes. Il est certain, en effet, qu'on peut, sans grand inconvénient, rester dans les localités marécageuses pendant la saison froide, pendant la saison des pluies, tant que les terrains sont submergés; mais lorsque ces terrains se dessèchent ou s'ils viennent, par l'action de la chaleur, à se découvrir en partie, le danger apparaît. L'association de l'humidité et de la chaleur, c'est-à-dire la réunion des éléments nécessaires à toutes les végétations, telle est la source du poison fébrigène.

Il n'est pas nécessaire qu'une grande quantité d'eau stagnante baigne et décompose les matières végétales pour que le poison prenne naissance. Les fièvres de marais sévissent dans des pays dépourvus de surfaces marécageuses et même dans des localités absolument sèches ou très élevées. Il en est ainsi en Sologne, dans les Landes, en Algérie, dans certaines parties de l'Italie et de la Grèce, sur des sommets incultes en Espagne, au Pérou, etc.

L'examen géologique prouve que dans ces diverses localités, à défaut de vrais marais à la surface du sol, il existe dans les couches profondes des marécages souterrains formés par l'accumulation des eaux pluviales sur un banc imperméable de granit, de schiste ou d'argile. Quand on remue les terrains dans lesquels se trouvent les spores de la flore palustre, ces germes se développent sous l'influence des rayons solaires et propagent la maladie. C'est ce que l'on constate dans les pays de grande culture, sur le plateau élevé de la Beauce, par exemple, où l'on manque d'eau habituellement.

Les affections palustres, qui ont si cruellement sévi sur notre armée pendant la guerre d'Orient, n'ont pas eu d'autre origine que les grands bouleversements de terrain necessités par les travaux du siège devant Sébastopol.

A Paris même les fièvres intermittentes qui étaient autrefois très rares, pour ne pas dire inconnues, ont toujours fait leur apparition à la suite des grands travaux et, depuis une trentaine d'années, elles se sont en quelque sorte acclimatées manifestement. Lorsqu'en 1811 on creusa le canal Saint-Martin, une véritable épidémie sévit sur les quartiers du Temple, de la Villette et de Pantin. En 1840, une épidémie semblable régna quand on éleva les fortifications qui entourent la capitale. Les fouilles opérées durant ces dernières années pour le percement des rues et des boulevards, pour l'établissement des égouts et des conduites du gaz d'éclairage, ont ramené un grand nombre d'affections palustres et plus d'un médecin a été surpris par des cas de fièvres pernicieuses qu'il n'était pas habitué à rencontrer dans sa clientèle.

Actuellement, le quartier Marbeuf, qui vient d'être le centre de travaux de terrassement considérables, est moins sain qu'autrefois ; il est le foyer de nombreuses affections fébriles qui pourraient bien avoir une origine palustre.

Quoi qu'il en soit, tant que l'espèce botanique à laquelle appartiennent les spores toxiques qui produisent la fièvre paludéenne n'aura point été déterminée, on ne pourra qu'échafauder des hypothèses plus ou moins vraisemblables sur la nature du poison palustre. En admettant que ce poison ait une origine botanique, on peut en tirer les conclusions pratiques suivantes :

1° On redoutera le voisinage des marais aux époques de végétation, c'est-à-dire au printemps et pendant les étés pluvieux ;

2° Dans les pays marécageux ou à sous-sol humide, on évitera de faire des travaux de terrassement pendant les fortes chaleurs ;

3° Pour détruire un foyer paludéen il faut changer l'ameublement du sol. On y arrive à l'aide de deux moyens : le drainage et la culture;

4° Il est prudent de ne point conserver des plantes cultivées dans un appartement, dans la crainte que l'humidité et la chaleur ne favorisent le développement de spores palustres.

Jusqu'à plus ample informé, on peut donc désigner indifféremment le principe paludéen sous les noms de *malaria*, effluves marécageux, poison tellurique (Colin), miasmes des marais, etc.

Examinons maintenant quels sont les caractères distinctifs du poison paludéen.

Ce poison ne se transmet jamais par contagion et ne semble pas reproductible par l'organisme. Son action délétère ne s'exerce sur l'économie que lorsqu'il y a pénétré par les voies respiratoires. Les faits tendant à prouver que les voies digestives pourraient servir à l'introduction du miasme semblent erronés. (Observations de Poppig, Eschudi, Boudin, Jacquet, etc.)

Les boissons saumâtres puisées dans des terrains marécageux peuvent donner lieu à des troubles gastriques et intestinaux fébriles, mais non à des fièvres intermittentes. L'observation de Lind est bien précise : des marins vont à terre faire de l'eau dans un terrain marécageux; au retour, la fièvre frappe ceux qui sont allés à terre et non ceux qui ont bu l'eau. C'est, comme le dit Hirtz, par l'atmosphère que chemine et se propage la malaria et cette propagation est sujette à des lois intéressantes à étudier. Le moment le plus propice à l'imprégnation miasmatique, et par conséquent le plus dangereux, c'est le soir et la première moitié de la nuit.

Pendant cette période, les miasmes élevés et disséminés par la chaleur du jour se condensent avec la vapeur d'eau, se ramassent vers le sol dans ses parties les plus déclives. Vers minuit, le froid les a tout à fait précipités et la contamination diminue jusque vers les premières vapeurs formées par le soleil du matin. C'est donc vers les heures que nous venons d'indiquer qu'il faut éviter le plus de s'exposer.

Les miasmes paludéens sont peu diffusibles, à ce point que l'obstacle le plus léger suffit pour les arrêter; un bois, un groupe d'arbres, un mur peut en empêcher la dispersion. Ce fait explique comment une épidémie peut atteindre un seul côté, quelques maisons d'une rue, une seule rangée de vaisseaux parmi ceux qui occupent le même port. Il suffit qu'un courant atmosphérique entraîne les germes infectieux dans une direction déterminée.

C'est pour cela que le changement d'air constitue un moyen de traitement très utile et qui, dans certains cas, comme nous le verrons, possède une efficacité vraiment merveilleuse. Les accidents les plus tenaces cessent parfois brusquement lorsque le malade vient à changer de résidence, c'est-à-dire quitte le foyer infectieux et ne respire plus les germes qui chaque jour ramenaient une nouvelle contamination et provoquaient des rechutes. Pour cela, un lointain voyage n'est pas nécessaire : un éloignement même insignifiant en apparence peut suffire du moment où on sort du courant miasmatique. Je voyais récemment, à Paris, un tout jeune enfant atteint de fièvres graves depuis environ quinze jours. La médication la plus énergique restait impuissante; les accès se renouvelaient avec une persistance désespérante. Je conseillai l'éloignement. L'enfant fut emmené dans une localité voisine. Vingt-quatre heures après et sans aucun traitement, il était guéri.

Il faut, selon moi, attacher une très grande importance à la propagation des miasmes par les courants aériens. On connaît le fait classique cité par Lancisi : « Trente personnes de Rome se promenaient vers l'embouchure du Tibre. Le vent vint tout à coup à souffler sur des marais dont il apporta les émanations; vingt-neuf d'entre elles furent atteintes de fièvres intermittentes. »

Cette immunité de la trentième personne me conduit à dire qu'il en est de la fièvre intermittente comme de toutes les maladies : certains sujets y sont peu prédisposés ou même y sont réfractaires.

Il y a, toutefois, une règle générale bien nettement établie, c'est qu'une première atteinte prédispose toujours à une série d'autres et qu'on ne *s'ac-*

climate jamais à la fièvre paludéenne. D'où cette conclusion inéluctable, qu'en cas de prédisposition, il est prudent de ne pas séjourner dans les contrées marécageuses et notamment d'éviter d'aller à Rome à l'époque du printemps. Ce voyage présente de sérieux dangers, et chaque année les effluves empoisonnés des marais Pontins font des victimes nombreuses parmi les étrangers accourus de divers côtés.

Déjà, au premier siècle de l'ère chrétienne, ces dangers existaient puisque Tacite dans ses Annales les signalait en disant de la capitale de l'Empire Romain : *Roma ferax febrium.* Rome féconde en fièvres.

C'est surtout aux deux extrémités de la vie, pendant l'enfance et la vieillesse, c'est-à-dire aux époques où la constitution offre le moins de force de résistance que les fièvres paludéennes s'observent le plus fréquemment.

Les enfants à la mamelle peuvent être atteints d'accès aussi violents que dangereux. Au contraire, les adultes et les hommes robustes et jouissant de bonnes constitutions échappent d'ordinaire au principe infectieux. C'est là une nouvelle confirmation de cette loi que chez tous les êtres *la fréquence et l'intensité des maladies sont en raison inverse de la force vitale.*

C'est pour cela que dans les pays marécageux ce sont surtout les classes pauvres, mal nourries, soumises à de mauvaises conditions hygiéniques et dans l'état que l'on appelle *misère physiologique*, qui paient le plus large tribut à la fièvre, de même qu'en cas d'épidémies de maladies infectieuses (choléra, diphtérie, variole, etc.), ce sont elles qui sont les premières et les plus brutalement frappées.

Au point de vue de la prédisposition, les sexes ne paraissent pas présenter de différence. Mais il n'en est pas de même des races. Les noirs sembleraient résister beaucoup mieux que les blancs. Griesinger raconte que pendant l'expédition anglaise du Niger, sur 145 Européens, 130 furent atteints, dont 40 mortellement, tandis que sur 185 nègres 11 seulement tombèrent malades et tous guérirent.

On prétend que dans les climats à fièvres, les animaux sont susceptibles de gagner l'infection paludéenne. Dans la Bresse et en Italie, les brebis et les chèvres présenteraient des accès de fièvre, des gonflements et des ruptures de la rate, paraissant avoir une origine paludéenne. Ce sont là de prétendus faits qui ont besoin d'être contrôlés. Pendant mes séjours répétés dans un pays fiévreux par excellence, je n'ai jamais observé chez aucune espèce animale de troubles morbides pouvant autoriser une semblable supposition.

CHAPITRE DEUXIÈME

NATURE DES FIÈVRES LARVÉES ET CLASSIFICATION

DES FIÈVRES PALUDÉENNES

CHAPITRE DEUXIÈME

NATURE DES FIÈVRES LARVÉES. — CLASSIFICATION DES FIÈVRES PALUDÉENNES

La pathogénie des fièvres paludéennes, et par conséquent des fièvres larvées, est encore obscure. Trousseau, discutant les théories de la cause de l'intermittence qui est le symptôme le plus caractéristique de l'intoxication palustre, se contentait de déclarer que cette cause nous est inconnue.

Cette conclusion a certes le mérite de ne point être compromettante pour l'auteur, mais on peut se demander si en physiologie pathologique il n'est pas préférable d'émettre une hypothèse quelconque qui donnera lieu à la discussion et, un jour ou l'autre, avec les progrès de la science, se trouvera confirmée ou condamnée, mais, dans tous les cas, offrira l'avantage d'ouvrir des horizons pouvant guider utilement la thérapeutique et mettre sur la voie de la vérité.

Sans vouloir remonter à Galien qui prétendait que la rate était le foyer des fièvres intermittentes, idée qui a été reprise au commencement du siècle par Audouard et Piorry, je vais examiner les théories qui, à mon sens, présentent le plus d'intérêt. Je ne cite que pour mémoire l'opinion de Roche et de Bailly, attribuant l'intermittence, l'un à l'alternance des nuits et des jours, l'autre à celle de la station diurne alternant avec l'attitude couchée. Ce sont là, comme le dit Hirtz, des subtilités métaphysiques qui ne signifient rien.

Le docteur Masurel, un médecin militaire, proposait l'explication suivante : le premier terme d'une fièvre intermittente, disait-il, n'est qu'une viciation du sang par le miasme infectieux. Le système nerveux ganglionnaire recevant l'impression de ce sang altéré, l'accès fébrile, ou plutôt le frisson, n'est autre chose que l'expression symptomatique d'un véritable état névropathique. Les deux derniers stades de l'accès, le stade de chaleur et celui de sueurs, sont l'effet de la réaction de l'organisme.

L'accès terminé, ce qui reste de principes miasmatiques dans le sang amène, par la révolution incessante de la circulation, une nouvelle altération du système nerveux, d'où un nouvel accès, d'où ce cercle qui ramène incessamment la fièvre et la rémission.

Suivant Sydenham, le paroxysme de la fièvre intermittente revient parce que la matière morbifique qui, après s'être accumulée dans l'organisme pendant la période apyrétique, avait été éliminée par les sueurs, s'accumule de nouveau, l'accès de fièvre passé jusqu'à ce qu'un nouvel effort de la nature sollicite encore son élimination.

Ces deux opinions résument les principaux éléments d'une théorie que l'on peut formuler de la façon suivante :

Un premier point admis aujourd'hui par la plupart des auteurs, c'est que la fièvre paludéenne est une *maladie nerveuse.* Au contact du sang contaminé par les miasmes infectieux, le système cérébro-spinal est le premier dont la nutrition se trouve modifiée. Le résultat de cette perturbation est l'apparition de troubles nerveux portant principalement sur les nerfs qui président à la circulation cardiaque et vasculaire (fréquence du pouls, troubles de la circulation capillaire) et aux contractions des muscles de la vie animale (tremblement de la fièvre), portant aussi sur les parties de l'encéphale qui président à la perception des sensations, et donnent par exemple une sensation de froid, lorsque la température du corps s'élève.

Ces troubles cessent après une certaine durée, comme tout acte nerveux, en suivant cette règle que dans l'organisme tous les phénomènes de la vie ani male sont intermittents et se reproduisent généralement avec des alternances d'action et de repos d'une durée qui est à peu près la même pour chacun d'eux.

Ce qui frappe le plus dans l'intermittence fébrile, c'est la régularité souvent parfaite dans le retour des accès qui peuvent reparaître à heure fixe. A l'état normal, n'en est-il pas de même en ce qui concerne certains phénomènes psychiques dont l'interprétation n'est qu'hypothétique?

Telle est la faculté que nous possédons ou que nous acquérons par le fait de l'habitude, de nous réveiller chaque jour à une heure, à une minute déterminées. Nous pouvons parfois, par notre simple volonté, limiter d'avance la durée de notre sommeil. Au moment voulu le réveil s'opère spontanément comme si nous avions le don de fixer la période de repos nécessaire au système nerveux. L'activité entraîne la fatigue, l'action nécessite le repos, ce sont là des alternatives constantes, une véritable intermittence dont la durée peut être variable, mais qui assez souvent acquiert une régularité parfaite.

Dans le cas de réveil spontané, c'est la volonté qui paraît être l'agent du rétablissement de l'innervation. Ne peut-on pas supposer que, dans l'accès fébrile, ce sont les principes infectieux contenus dans le sang qui jouent un rôle analogue et que le système nerveux, dont le degré de tolérance est très variable, suivant les individus, entre en action lorsque ces agents d'irritation deviennent trop abondants ou atteignent un certain degré d'activité. La conséquence immédiate est un phénomène de réaction, un effort de la nature pour débarrasser l'organisme des principes délétères qu'il renferme.

La crise terminée par d'abondantes sueurs, que l'on peut considérer comme un mode d'élimination, est suivie d'abattement et de repos. Si tous les principes morbides ont été éliminés du coup, le calme se continue, la santé n'est plus troublée. Si, au contraire, il en reste encore dans l'organisme, ou si d'autres viennent à y pénétrer, une nouvelle crise se reproduira lorsqu'ils se seront accumulés en quantité suffisante pour provoquer la réaction du système nerveux.

En raison de la susceptibilité individuelle, cette réaction s'opérera dans des délais variables. Pour les uns ce sera après vingt-quatre heures, pour d'autres, après quarante-huit heures ou davantage. D'habitude, c'est tous les deux jours qu'éclate la crise. C'est ainsi que la fièvre tierce est le type le plus commun. Il semblerait que dans la généralité des cas, ce soit la limite de tolérance du système nerveux à l'action du poison paludéen. Quand, en revanche, le poison est plus actif ou le système nerveux plus sensible, la tolérance ne dure plus que vingt-quatre heures. Les fièvres sont alors quotidiennes.

Ce qui tendrait à faire admettre cette hypothèse, c'est que, lorsqu'une fièvre tierce n'est pas soignée, elle a une tendance à devenir quotidienne et même continue, comme si l'irritabilité nerveuse augmentait au fur et à mesure des rechutes.

Si, au contraire, une fièvre quotidienne est soumise au traitement, elle dégénère habituellement en fièvre tierce, puis disparaît, non sans avoir toutefois manifesté des velléités de retour à des intervalles souvent éloignés. C'est pour cela qu'il est souvent nécessaire de reprendre le traitement pendant plusieurs semaines ou même plusieurs mois consécutifs.

Tant que le germe de la maladie n'est pas complètement éliminé, il est à craindre, en effet, que les accidents ne se réveillent. Il finit à la longue par disparaître, car les efforts de la nature tendent toujours vers le recouvrement de la santé, c'est-à-dire l'épuration de l'organisme. Mais, pour arriver à une guérison bien confirmée, il faut que pendant tout le temps nécessaire à l'élimination des principes infectieux, le système nerveux ne réagisse pas. Or, le traitement n'a pas d'autre but que de rendre le système nerveux insensible à l'action du poison paludéen.

Jusqu'à présent il n'y a que deux médicaments dont on ait reconnu la réelle efficacité dans le cas d'infection paludéenne : le quinquina et l'arsenic. On peut encore ajouter l'hydrothérapie comme étant un utile adjuvant. Ce sont là autant de médications *toniques* du système nerveux.

Le quinquina, comme l'a signalé Bally, jouit de la propriété de calmer l'innervation. C'est, suivant l'expression de Briquet, un véritable hyposthénisant qui produit une sédation à laquelle on doit rapporter ses effets thérapeutiques.

Son action physiologique se traduit d'abord par un simple embarras de la tête, puis de la céphalalgie, des bourdonnements d'oreille, quelques vertiges, une titubation légère, un état d'engourdissement général, la dureté de l'ouïe, l'obscurcissement de la vue, la somnolence, un commencement de stupeur et, enfin, si on pousse plus loin l'emploi du médicament, on obtient la prostration et l'abolissement à peu près complet de toutes les facultés cérébrales. Il enraye donc les phénomènes d'innervation et, par suite, il abaisse la température et ralentit le pouls. Par conséquent il est présumable que s'il prévient le retour des accès fébriles paludéens, c'est parce qu'il provoque la sédation, l'engourdissement du système cérébro-spinal qui devient alors insensible à l'action irritante des miasmes et ne réagit plus.

L'arsenic et l'hydrothérapie atteignent le même but, mais par un chemin détourné. Au lieu d'émousser la sensibilité nerveuse, ils donnent au système cérébro-spinal une force, une tonicité, grâce auxquelles il échappe à l'influence du principe paludéen. L'impressionnabilité nerveuse se trouve amoindrie. En considérant l'arsenic comme un dynamophore, c'est-à-dire comme une substance apportant directement de la force, Gubler a bien caractérisé ses effets thérapeutiques.

Bien que ce médicament soit rangé dans la classe des altérants, à cause de la lenteur de ses effets et que le quinquina soit considéré comme un agent sédatif ou hyposthénisant, il faut reconnaître que ce sont là, dans toute l'acception du mot, des oniques du système nerveux. Ce sont des modérateurs, des régulateurs de l'innervation ; ils ramènent à l'état normal les fonctions de la calorification et de la circulation qui s'en sont écartées dans un sens ou dans l'autre.

Cette modération, comme le disaient Trousseau et Pidoux, est le vrai signal de la force et nous rappelle ce Milon de Crotone qui, tenant une orange, ne se laissait pas écarter les doigts, et pourtant ne pressait pas l'orange. Voilà pourquoi on peut dire que le quinquina, l'arsenic et l'hydrothérapie sont de véritables toniques : c'est qu'ils régularisent l'innervation.

Le signe de faiblesse et d'épuisement du système nerveux, c'est son impressionnabilité. Ainsi, dans l'anémie, la cause la plus insignifiante, une frayeur, une chute, etc., suffiront pour provoquer des cris, des attaques nerveuses, des syncopes, des convulsions. C'est que l'appauvrissement du sang, ce liquide nourricier que les anciens considéraient comme le *modérateur des nerfs,* a entraîné l'affaiblissement nerveux. Que des aliments azotés, des ferrugineux et des toniques sous toutes formes rendent au sang sa richesse, le système nerveux ne tardera pas à récupérer la force, la tonicité qui lui faisaient défaut et cessera d'être impressionné par les causes qui, précédemment, entraînaient de si fâcheux phénomènes.

Il ressort de là que toute médication tonique devrait être propre à combattre l'infection paludéenne. D'une manière générale, cela est exact. Tous les agents reconstituants sont utiles dans le traitement des fièvres, mais il importe d'établir une distinction entre ceux qui agissent rapidement et ceux dont l'action trop lente n'offre qu'un intérêt secondaire pour la thérapeutique.

L'empoisonnement palustre ayant d'ordinaire une évolution rapide et s'accompagnant de violents accès fébriles, qu'il s'agit d'enrayer promptement, exige une médication dont les effets soient immédiats.

Les toniques tels que les substances végétales amères, les préparations ferrugineuses, l'eau froide, etc., ne produisent de résultats bien sensibles qu'après plusieurs semaines ou même plusieurs mois. Ils accroissent, cela est incontestable et d'une manière durable, la force de l'innervation, mais dans de tels délais qu'on ne peut compter sur cette médication pour couper immédiatement des accès, comme il peut y avoir urgence à le faire.

L'arsenic lui-même, qui est un modificateur déjà plus direct de l'innervation, ne convient pas pour la même raison dans les cas aigus. C'est dans les fièvres chroniques, et lorsqu'il s'agit de combattre l'état de cachexie, qu'il rend surtout des services.

Le quinquina, au contraire, jouit d'une efficacité presque instantanée contre les accidents paludéens. C'est pour cela qu'il est le véritable spécifique des affections palustres et qu'on doit toujours lui accorder la préférence.

Les produits similaires qui sont actuellement à l'étude, tels que l'antipyrine, la thalline, la kairine, la lantanine, la parthénine, la pereirine, la frascine, la salicine, etc., peuvent être des antithermiques fort intéressants au point de vue théorique, mais malgré les éloges que l'on se plaît à en faire, ils ne sont point encore arrivés à détrôner la quinine.

Parmi les médicaments qui ont eu une certaine vogue, je me contenterai de citer la quinoïdine comme ayant rendu des services dans des cas où le sulfate de quinine n'était plus toléré. Ce produit avait en outre le mérite d'être bon marché; mais cela offre peu d'intérêt, aujourd'hui, que la quinine est à la portée de tous les malades.

On voit donc que le quinquina n'est point, à proprement parler, un antidote de l'infection paludéenne. Il ne neutralise pas le poison palustre; il ne détruit pas les germes, les microphytes miasmatiques, il ne fait que soustraire le système nerveux à leur action irritante pendant le temps nécessaire à leur élimination, et pour cela il agit d'abord sur la moelle où il paralyse les centres d'action réflexe, puis sur le cerveau où il paralyse les centres de la sensibilité et du mouvement volontaire. (Eulenburg 1865.)

On trouvera là, comme je le dirai plus loin, d'utiles indications thérapeutiques au sujet du mode d'administration du médicament, de son dosage et de ses diverses applications. Mais, je le répète, on ne sera réellement édifié sur la nature des fièvres paludéennes que le jour où le microscope ou la chimie auront précisé les caractères du principe infectieux qui les engendre.

Il y a tout lieu de croire à la solution prochaine de ce problème, attendu qu'en attribuant la plupart des maladies fébriles à l'infection microbienne, M. Pasteur a ouvert à la science une voie qui ne peut manquer d'être féconde en découvertes.

Aujourd'hui toutes les recherches pathogéniques tendent vers le même but : trouver l'élément figuré qui caractérise chaque maladie. Déjà on est arrivé à attribuer à différentes variétés de microbes la gangrène, les oreillons, la coqueluche, le goître, le furoncle, le chancre, la blennorragie, la pneumonie, la tuberculose, la syphilis, la fièvre typhoïde, les fièvres éruptives, en un mot toutes les maladies infectieuses.

En ce qui concerne l'impaludisme, on soupçonne

plutôt son origine microbienne qu'on ne la démontre. Sans parler des microphytes signalés par Salisbury, Balestra et autres, comme étant les agents de l'infection, Laveran a décrit, il y a quelques années, un parasite existant dans le sang des malades atteints de fièvres intermittentes; mais la preuve que ce parasite est la cause de la maladie reste encore à faire. On peut d'ailleurs en dire autant de plusieurs microbes découverts successivement par différents observateurs.

Voici, quant à présent, les faits que la science possède à ce sujet. Le parasite de Laveran se présenterait sous des aspects différents. A l'état complet, sa forme serait celle d'un corps sphérique, transparent, à contours très fins, dont le diamètre est de 6 millièmes de millimètre en moyenne. Dans l'intérieur de ce corps se trouvent des granulations pigmentaires arrondies, égales entre elles, qui affectent d'ordinaire une disposition assez régulière en couronne. On dirait un collier de perles noires.

Autour de ce corps sphérique et pigmenté évoluent des filaments très transparents animés de mouvements rapides dans tous les sens. On ne peut mieux comparer ces mouvements qu'à ceux d'anguillules. Ces filaments impriment aux globules rouges du sang les plus voisins des mouvements très variés et faciles à constater.

En 1882, Marchand a également trouvé des microbes dans le sang de malades atteints de fièvres paludéennes. Certains d'entre eux ont de l'analogie avec ceux de Laveran ; d'autres sont constitués par des micrococcus accouplés deux à deux.

Ziehl a aussi décrit des bâtonnets trouvés dans les mêmes circonstances, mais il les a observés sur des pièces desséchées, en sorte qu'on peut se demander s'il ne s'agissait pas de produits artificiels. On voit, en somme, comme le dit Hallopeau, que cette question est à l'étude et que, pour le moment, on ne peut rien préciser, rien affirmer. Quoi qu'il en soit, tout en considérant comme très vraisemblable l'existence d'un microbe ou parasite dans les fièvres paludéennes, on doit croire que ce microbe n'est pas de même nature que celui donnant naissance aux maladies zymotiques.

L'infection palustre, en effet, ne revêt point la forme cyclique de la fièvre typhoïde, de la variole, de la scarlatine, etc. Il faut donc écarter l'idée d'un ferment à évolution fixe.

Il paraît vraisemblable que dès que le microbe paludéen a pénétré dans l'organisme, il excite directement l'axe cérébro-spinal. On peut expliquer ainsi tous les troubles thermiques et vasculaires et supposer que l'irritation de tout le système cérébro-spinal se traduit par l'accès de fièvre intermittente.

Les troubles cérébraux (céphalalgie, assoupissement, etc.); les troubles thermiques (élévation de température); les troubles vasculaires (accélération du pouls); les troubles musculaires (frisson); tous ces désordres indiquent la perturbation de la totalité du système nerveux.

Si, au contraire, l'impression limitée à la moelle commence plus bas que le bulbe, les phénomènes cérébraux feront défaut, et les symptômes névralgiques seront les plus accentués; c'est ainsi que les névralgies paludéennes sans réaction fébrile bien marquée sont si fréquentes.

Enfin, on arrive ainsi à comprendre comment des congestions locales peuvent se produire; il suffit que l'irritation se localise et s'accentue dans un point circonscrit de la moelle. Cette hypothèse, admise par Hirtz, fournit l'explication des pneumonies, péritonites, méningites, ophtalmies, etc., en un mot des congestions si nombreuses et si variées que provoque l'empoisonnement paludéen, et que l'on doit désigner sous le nom de *fièvres larvées,* en raison de leur origine infectieuse et des formes trompeuses qu'elles revêtent.

Ce qui tendrait encore à prouver la nature essentiellement nerveuse des fièvres larvées, c'est que les lésions locales dont elles s'accompagnent sont de simples congestions et non des inflammations. Quoique ralenti, le cours du sang n'est point suspendu; *il n'y a pas de stase.* C'est pour cela que les lésions les plus étendues se terminent d'habitude par résolution avec une rapidité surprenante et donnent rarement lieu à la régression des éléments anatomiques. Autrement dit, il y a similitude absolue entre le trouble vasculaire d'origine paludéenne et la turgescence sanguine que Claude Bernard constatait à la suite de la section du nerf cervical interganglionnaire dans tout le côté correspondant de la tête. Dans cette expérience, c'est le scalpel du célèbre physiologiste qui, en sectionnant le filet cervical du grand sympathique, entraînait la congestion de toute la région où se répandent les divisions de ce nerf.

Dans l'infection paludéenne, c'est le microphyte toxique qui irrite un point circonscrit de la moelle. Il en résulte un retentissement sur le système nerveux ganglionnaire, et par suite une congestion analogue à la précédente dans toute la région qui se relie par ses anastomoses avec le point primitivement affecté.

Nous allons entreprendre maintenant l'analyse séparée de chacune des formes des fièvres paludéennes, c'est-à-dire nous allons quitter la voie dogmatique pour entrer dans la description des faits. Avant d'aborder ces divers sujets, qui vont nous occuper jusqu'à la fin de ce traité, il faut établir la classification de ces affections.

Pour suivre l'ordre clinique, on doit ranger les maladies d'origine palustre en trois classes :

1° Fièvres intermittentes;
2° Fièvres larvées;
3° Fièvres pernicieuses.

Les fièvres intermittentes peuvent se diviser en cinq variétés :

A. Fièvres intermittentes simples ;
B. — — graves ;
C. — — irrégulières ;
D. — — chroniques ;
E. Cachexie paludéenne.

Les fièvres larvées peuvent se diviser en trois variétés :

F. Fièvres larvées bénignes ;
G. — — graves ;
Forme pneumonique,
— méningitique,
— typhoïde,
— dysentérique,
— angineuse,
— gastrique,
— alternante.
H. Fièvres larvées malignes ou pernicieuses.

La troisième classe des fièvres paludéennes est donc formée par les fièvres larvées malignes. Nous allons passer en revue toutes ces variétés, tant au point de vue clinique que thérapeutique.

CHAPITRE TROISIÈME

LES FIÈVRES INTERMITTENTES SIMPLES

CHAPITRE TROISIÈME

LES FIÈVRES INTERMITTENTES SIMPLES

Les fièvres intermittentes simples représentent la forme type en quelque sorte de l'empoisonnement paludéen. La durée de l'incubation n'a rien de fixe. Dans les pays chauds, dans les saisons d'été, comme le dit Hirtz, alors que le miasme se dégage dense et abondant, alors surtout qu'on s'expose le soir et aux premières heures de la nuit, l'intoxication peut être assez rapide pour déterminer au bout de peu d'heures l'explosion de la fièvre.

On cite des faits de ce genre pour les Marais Pontins, pour certains climats africains.

En général il faut plusieurs jours à dater de l'imprégnation. Suivant Nimeyer on compterait en moyenne 15 jours.

Quant aux faits nombreux rapportés par les auteurs dans lesquels la fièvre éclate plusieurs mois *après* un séjour en pays contaminé, six mois d'après Ferrus (marais de Preskau en Hollande), sept mois d'après Montfalcon (île de Walcheren), je partage l'opinion de ceux qui les considèrent comme ne supportant pas une analyse rigoureuse. Tout porte à croire que l'incubation varie suivant la susceptibilité individuelle.

La fièvre intermittente peut éclater subitement au milieu d'une santé parfaite. Ce mode d'invasion est le plus rare.

Ordinairement il y a des prodromes pendant quelques jours.

Tantôt on observe un malaise général, de l'inappétence, une apathie tant physique qu'intellectuelle; tantôt on constate les symptômes d'un catarrhe gastrique fébrile.

Ces prodromes présentent habituellement des caractères particuliers qui peuvent éclairer sur leur nature et faire pressentir l'éclosion prochaine d'un accès de fièvre.

On constatera, au moyen du thermomètre et aussi d'après la sensation de mieux être accusée par le malade, une période de rémission qui a lieu le soir ou plus exactement dans la seconde moitié du jour médical, de midi à minuit, tandis que l'exacerbation se montre à une heure quelconque, de minuit à midi. C'est là un des caractères distinctifs de l'infection paludéenne.

Il est assez commun d'observer pour chaque accès quelques phénomènes avant-coureurs, tels que céphalalgie, anxiété, bâillements, pandiculations, pâleur, tendance au sommeil, etc. A ces symptômes qui n'ont qu'une durée fort courte, succède bientôt le frisson qui marque le premier stade de la fièvre.

Premier stade ou stade de froid. — Le froid ou le frisson qui constitue le premier stade d'un accès présente une intensité très variable. Quelquefois les malades n'éprouvent qu'un léger frisson partiel ou général et tout à fait éphémère. Le plus souvent c'est une horripilation s'accompagnant d'une sorte de frémissement de la peau avec saillie des bulbes (*chair de poule*). Enfin, lorsque le froid augmente, les membres sont pris d'un tremblement involontaire, les lèvres s'agitent, les dents claquent et le corps entier est jeté de côté et d'autre dans le lit.

En même temps que le frisson, il y a une céphalalgie plus ou moins pénible, une sensation d'oppression de la poitrine et une respiration plus fréquente ; la parole est coupée par le tremblement des lèvres et devient indistincte ; assez souvent il survient des vomissements lorsque, peu de temps auparavant, les patients ont pris des aliments. A ce moment on est frappé du changement survenu dans l'aspect du malade qui ressemble à un individu exposé sans être suffisamment couvert à un froid intense. Le volume du corps semble diminué, la face est grippée, le nez effilé, les bagues deviennent trop larges pour les doigts. La peau est sèche, décolorée, les lèvres et les dernières phalanges des doigts et des orteils ont un aspect bleuâtre. Il n'est pas rare que l'afflux du sang vers les doigts soit complètement suspendu ; ceux-ci prennent alors un aspect de cire, ils n'ont plus aucune sensibilité et ne saignent plus lorsqu'ils sont blessés. (Niemeyer). Le pouls est très fréquent, très petit et dur ; les urines sont abondantes et pâles.

Cette sensation de froid est toute subjective car, en réalité, loin de s'abaisser, la température commence habituellement à s'élever avant le début du frisson (quelques instants ou quelques heures). Cette élévation devient surtout rapide au moment ou éclate le frisson, et le maximum de la chaleur fébrile coïncide avec la fin du frisson.

Le thermomètre peut monter de 2 ou 3 degrés ; dans les cas graves (fièvres pernicieuses) il atteint même 4 degrés. Cette calorification est localisée au début dans les parties profondes ; les parties périphériques subissent au contraire un abaissement de température qui toutefois n'est pas assez considérable pour qu'on puisse lui attribuer la vive sensation de froid éprouvée par le malade.

Cet excès de chaleur profonde entraînant la tension des vaisseaux de tous les organes intérieurs par suite de l'afflux sanguin, on peut se demander si ce n'est pas la cause de la céphalalgie, de l'oppression, de la fréquence de la respiration, des vomissements, de l'augmentation de la secrétion urinaire et enfin du gonflement de la rate et du foie. Tous ces symptômes, qui font rarement défaut, semblent en effet se relier aux phénomènes congestifs.

La durée du stade de froid oscille entre un quart d'heure à trois heures.

Dans les premiers accès ce stade est ordinairement plus court et moins intense que dans les accès subséquents.

Lorsque la maladie existe depuis longtemps, l'intensité et la durée de ce stade recommencent à diminuer.

Deuxième stade ou stade de chaleur. — Au froid, succède une chaleur plus ou moins considérable qui, commençant par les extrémités, finit bientôt par devenir générale. — Ce stade ne débute pas brusquement, mais d'une manière insensible.

Le frisson n'est interrompu au commencement que par des bouffées de chaleur passagères et peu à peu, il est remplacé par une sensation de chaleur brûlante. Les maux de tête deviennent plus violents, les malades tombent dans une grande agitation et assez souvent dans un demi-délire (*subdelirium*) ou dans un état de stupeur.

La soif est très vive. La face devient rouge; toute la peau se congestionne et se couvre de moiteur. Le pouls, qui précédemment était petit et déprimé, devient large et plein : les carotides battent fortement. Les urines sont rares, rouges et brûlantes.

La température, qui était arrivée à son point culminant au commencement de ce stade, reste un certain temps au degré atteint, puis décroît lentement. On compte en moyenne une durée de 4 à 6 heures pour le stade de chaleur.

Troisième stade ou stade de sueur. — La chaleur sèche et brûlante qui torturait le malade s'apaise dès qu'une sueur bienfaisante vient baigner la peau. Tout d'abord, c'est une moiteur légère du front, des aisselles, etc., puis toute la peau s'humecte et se couvre de transpiration. Sur le front, la poitrine, les membres, on voit perler de grosses gouttes de sueur qui deviennent de plus en plus abondantes et ne tardent pas à ruisseler de toutes parts. Tout le linge et même le lit en sont inondés.

A ce moment les symptômes s'amendent; la céphalalgie, l'anxiété, les douleurs disparaissent; la soif se calme; le pouls se ralentit et s'assouplit. L'urine devenue épaisse dépose un sédiment abondant d'urates.

La température du corps, qui s'est abaissée progressivement pendant toute la période de transpiration, est redescendue au chiffre normal. L'accès de fièvre est terminé. Cette dernière crise dure en moyenne de deux à quatre heures.

La plupart des malades tombent alors dans un sommeil paisible et réparateur d'où, quelques heures après, ils se réveillent encore un peu fatigués et courbatus, mais en état de santé.

Telle est la marche habituelle de l'accès de fièvre intermittente simple, régulier, commun. Cet accès peut être unique, surtout si le malade s'éloigne immédiatement du foyer de l'infection ; le cas toutefois est rare. D'habitude, après une période d'apyrexie dont la durée est variable, un nouvel accès se reproduit.

La durée de l'intervalle qui sépare les accès détermine le *rhythme* ou *type* de la fièvre intermittente. Le *type quotidien* présente tous les jours un accès revenant à peu près à la même heure, ayant une intensité et une durée analogues. Le *type tierce* tous les deux jours. — Un jour d'apyrexie, un jour de fièvre. Le *type quarte* tous les trois jours. — Deux jours consécutifs d'apyrexie, un jour de fièvre et ainsi successivement.

A côté de ces types fondamentaux, on peut encore signaler comme dérivant des formes primitives :

1° le *type double quotidien*, deux accès par jour, l'un fort au matin, l'autre plus faible vers le soir

2° le *type double tierce*, le 1er et le 3me jour, accès forts ; le 2me et le 4me jour, accès faibles. Cette différence de l'accès d'un jour à l'autre distingue le type double tierce du type quotidien.

3° le *type double quarte*, le 1er et le 4me jour, accès forts ; le 2me et le 5me jour, accès faibles. — Apyrexie le 3me et le 6me jour.

On appelle *doublé* le type non quotidien qui, aux jours fébriles, présente deux accès au lieu d'un : *triplé*, celui qui dans les mêmes conditions en présente trois.

A côté de ces formes principales, une foule d'autres rythmes que les auteurs se sont plu à multiplier avec une subtilité exagérée et sans aucun intérêt pratique. Telles sont les fièvres quintanes, septanes, octanes (accès tous les cinq, sept et huit jours), etc...

Dans nos climats le type tierce est le plus commun ; le type quotidien vient ensuite. L'heure des accès semble varier avec les formes.

Ainsi d'habitude, la fièvre quotidienne a ses accès le matin, la fièvre tierce vers le milieu du jour et la fièvre quarte vers le soir. Le type double n'est jamais primitif : il ne s'établit qu'après un certain nombre d'accès et appartient surtout aux récidives.

Le type quarte est également le résultat d'un changement dans le rythme initial. C'est le plus tenace de tous et celui qui se relie le plus fréquemment à la cachexie. C'est pour cela que cette forme de fièvre est considérée comme la plus fâcheuse.

Les fièvres intermittentes sont parfois d'une régularité parfaite : d'ordinaire cependant les accès avancent ou retardent sur l'heure périodique.

A défaut de traitement, les accès ont une tendance à se rapprocher de plus en plus et à prendre la forme rémittente. Le traitement au contraire éloigne les accès. C'est toujours un signe favorable.

La fièvre intermittente simple est une maladie longue, tenace, mais d'ailleurs sans gravité immédiate. Elle peut se guérir spontanément si le malade est soustrait à l'infection paludéenne.

Lorsqu'au contraire, le malade continue à résider dans les localités à malaria et ne se traite pas, la fièvre s'éternise. Elle peut bien cesser pour un temps, aux époques où les émanations maremmatiques sont au minimum, mais elle reparaît avec les saisons malsaines. Le patient traîne ainsi avec des accès plus ou moins bien réglés jusqu'au jour où la cachexie se déclare.

CHAPITRE QUATRIÈME

LES FIÈVRES INTERMITTENTES GRAVES

IRRÉGULIÈRES, CHRONIQUES,

CACHEXIE PALUDÉENNE.

CHAPITRE QUATRIÈME

1re Section.

FIÈVRES INTERMITTENTES GRAVES

Dans certains cas, la fièvre intermittente peut présenter un réel danger en raison de l'intensité des symptômes ; mais, il ne faut point pour cela la confondre, comme certains auteurs le font, avec la fièvre pernicieuse. Elle conserve toujours, quoique grave, sa marche régulière, son intermittence normale. C'est là ce qui fait son caractère distinctif.

Si au lieu d'être d'intensité et de durée moyennes, les stades atteignent une grande violence ou se prolongent trop, la vie du malade peut être compromise.

La chaleur, qui peut atteindre 40 et 41 degrés au plus fort de l'accès, n'est tolérable que parce qu'elle dure peu. L'organisme la supporte pendant quelques heures, mais au delà d'un certain temps il se produit des lésions graves, des phénomènes congestifs qui peuvent entraîner de redoutables conséquences.

La gravité de la fièvre intermittente paraît dépendre surtout de la faiblesse de constitution ou du mauvais état de santé du sujet débilité par des excès ou des maladies antérieures.

Il y a là les éléments d'une vive impressionnabilité aux effets du poison paludéen, ce qui explique que tous les symptômes acquièrent aisément une violence anormale. Si, en outre, par le fait de l'âge ou d'autres causes, les fonctions organiques s'accomplissent irrégulièrement; si, en particulier, le système vasculaire est en mauvais état, on comprendra tout le danger de la situation.

L'élévation thermique, en effet, qui est l'élément principal de la fièvre, entraîne des troubles circulatoires considérables pouvant se terminer d'une façon fatale si l'appareil vasculaire est altéré et manque d'élasticité.

C'est ainsi que dans le cas d'athérome artériel ou de lésions organiques du cœur les malades, au cours d'un violent accès de fièvre, sont exposés à une hémorragie ou à une syncope mortelles.

2e Section.

FIÈVRES INTERMITTENTES IRRÉGULIÈRES

Les fièvres intermittentes ne revêtent point toujours la forme régulière et précise qui en rend le diagnostic si facile. Les accès, surtout au début, peuvent être *mal réglés;* non seulement ils ne reviennent pas avec exactitude aux heures périodiques, mais ils sont plus ou moins incomplets. Ainsi, le frisson sera excessivement léger ou même fera défaut et l'accès débutera d'emblée par le stade de chaleur. Là sont les caractères des fièvres intermittentes irrégulières.

Les auteurs admettent l'interversion dans l'ordre des stades et désignent sous le nom de *type inverse* l'accès dans lequel, le frisson, au lieu de marquer le début de la crise, ne se produirait qu'à la fin.

Parfois l'irrégularité porte sur la longueur de l'un des stades ou de chacun d'eux : ainsi, Griesinger signale des paroxysmes dont chaque stade dure un jour. Ce sont là des faits exceptionnels qu'il faudrait contrôler et qui d'ailleurs ne présentent pas un grand intérêt pratique.

Ce qui est essentiel, c'est de savoir qu'on ne doit pas s'attendre à toujours rencontrer les caractères de la fièvre intermittente simple tels qu'ils ont été décrits précédemment.

Très souvent, en particulier, la période d'apyrexie est loin d'être aussi franche qu'il a été dit. Le retour à la santé ne se fait pas si rapidement et le sujet reste dans un état semi-fébrile et maladif qui prouve un profond ébranlement de tout l'organisme.

Un défaut d'attention ou un examen trop superficiel pourraient facilement induire en erreur sur la nature de symptômes mal définis tels que malaises persistants, maux de tête, état saburral, vertiges, etc., qui sont la conséquence d'un accès de fièvre.

C'est pour cela qu'il est prudent de baser son diagnostic sur une symptomatologie bien nette et, qu'en cas d'obscurité et d'incertitude, il faut songer à la possibilité d'une fièvre intermittente irrégulière. Les plus légers indices de la périodicité et surtout les rémissions vespérales sont de précieux éléments de diagnostic. On doit toujours leur accorder une grande valeur.

3e Section.

FIÈVRES INTERMITTENTES CHRONIQUES

A la longue, les fièvres intermittentes finissent en quelque sorte par s'acclimater dans l'organisme et tendent à devenir chroniques. Les accès perdent leur caractère d'acuité, reparaissent indéfiniment à des intervalles plus ou moins éloignés et entraînent un état de débilité et de chloro-anémie qui imprime au fiévreux un cachet tout spécial.

C'est dans les pays de marais, chez les sujets épuisés par les excès, par le travail, soumis à une mauvaise hygiène et ne suivant pas le traitement avec régularité, qu'on observe cette forme pathologique.

Les malades ont un teint jaune, plombé tout particulier et caractéristique qui se relie à l'appauvrissement du sang. Ils sont généralement amaigris, faibles, incapables de grands travaux, s'essoufflent promptement, se nourrissent mal et sont sujets à des tremblements analogues à ceux de l'alcoolisme. Leur rate, leur foie sont le siège d'un engorgement parfois considérable. Cet état n'est point encore à proprement parler, la cachexie paludéenne, mais il en est le prélude. La fièvre, qui est entretenue par une contamination de chaque jour, mine sans cesse le malade et se traduit sous forme d'accès peu violents incomplets et irréguliers. Il semble que par suite d'une sorte de tolérance de l'organisme, le poison paludéen ne provoque plus de vives réactions. Les fièvres contractées dans les pays chauds prédisposent tout spécialement à cette forme de maladie. Il est probable que c'est la conséquence du profond épuisement nerveux provoqué par l'extrême violence des premiers accès. Les malades restent affaiblis et conservent très longtemps une grande impressionnabilité aux effets du poison paludéen.

C'est ainsi que les soldats revenant du Sénégal, du Tonkin, etc., sont pendant de longues années sujets à des rechutes, alors même qu'ils habitent des localités réputées saines et non marécageuses. Le moindre effluve màremmatique, qui restera sans action sur les individus en bonne santé, suffira pour ramener chez eux les accès.

Un teint jaune, un amaigrissement notable, des troubles du côté de l'estomac et du foie, sont les indices de la profonde détérioration qu'a subie leur organisme.

Ce n'est que grâce à une hygiène sévère et à un traitement régulier et longtemps prolongé qu'ils arrivent à recouvrer la santé.

Mais s'ils continuent à vivre dans un foyer d'infection paludéenne ils ne se guérissent jamais. — Les symptômes se perpétuent, s'aggravent et à un moment donné on observe l'état cachectique.

4e Section.

CACHEXIE PALUDÉENNE

La cachexie paludéenne constitue l'état ultime de l'empoisonnement paludéen chronique. En voici les principaux caractères.

La peau est terreuse ou ardoisée, les muqueuses sont décolorées ; il y a des souffles au cœur et dans les vaisseaux, avec palpitations, essoufflement et oppression au moindre mouvement. Le pouls est petit, fréquent. Il y a grande sensibilité au froid et abaissement de la température.

Suivant Hirtz, le thermomètre peut descendre au-dessous de 35 degrés. L'amaigrissement est général ; on observe la tuméfaction parfois énorme de la rate et du foie, de l'œdème des malléoles, de l'ascite. — Il y a des troubles digestifs, de la tendance à la diarrhée et de l'albuminerie.

Dans certains cas, tout cela est compliqué de ramollissement et d'ulcération des gencives, d'épistaxis, d'hématurie, d'ulcères aux jambes, d'hydropisie, etc. Ce sont là autant de conséquences de l'altération du sang, c'est-à-dire d'une profonde anémie augmentée d'hydrémie.

Arrivée à cette période la maladie échappe généralement aux ressources de la thérapeutique.

Il ne s'agit plus là en effet d'accidents se reliant directement à l'infection palustre : ce sont des troubles fonctionnels, des lésions organiques qui sont devenus permanents et contre lesquels on ne peut qu'instituer une médication symptomatique, sans d'ailleurs grand espoir de succès.

CHAPITRE CINQUIÈME

LES FIÈVRES LARVÉES BÉNIGNES ET GRAVES

CHAPITRE CINQUIÈME

LES FIÈVRES LARVÉES BÉNIGNES ET GRAVES

1° *Les fièvres larvées bénignes.*

Les fièvres larvées sont des fièvres intermittentes qui se dissimulent sous des apparences trompeuses; de là leur dénomination (*larva*, masque; *fièvres masquées*).

Les auteurs ne décrivent que la forme *bénigne :* ils ont méconnu et ne signalent même pas les fièvres larvées *graves* dont nous allons parler à la fin de ce chapitre.

Les fièvres larvées bénignes ont pour caractère d'être à peine fébriles, de ne présenter aucune gravité, de suivre une marche périodique et de céder au quinquina. Elles peuvent éclater d'emblée ou succéder à des fièvres intermittentes régulières. Les formes qu'elles revêtent le plus habituellement sont les suivantes :

Névralgies. — Les plus fréquentes sont celles de la cinquième paire, particulièrement du rameau sus-orbitaire ; celles des nerfs intercostaux, sciatique, occipital, lingual, etc. J'ai souvent observé la névralgie dentaire. On l'attribue dans la plupart des cas à une carie profonde et on pratique l'extirpation de la dent qui est le siège de la douleur. L'opération faite, on est surpris de constater que la dent était absolument saine.

La douleur, à peine soulagée, passe dans la dent voisine et c'est ainsi que de pauvres malades se font arracher successivement plusieurs dents, d'ailleurs sans aucun avantage. C'est un traitement barbare et déplorable, car la névralgie persiste !

La névralgie de la branche ophthalmique est encore assez commune dans les pays de marais. Elle provoque une vive congestion de l'œil (conjonctivite intermittente). Elle est ordinairement unilatérale et s'accompagne de photophobie.

Spasmes. — On peut observer des accès d'asthme, de toux convulsive, de vomissements, des crampes siégeant dans les membres, dans l'estomac, dans la poitrine (fausse angine de poitrine), des syncopes, des palpitations, des attaques hystériques, des convulsions choréiformes, des tics, des spasmes laryngiens (aphonie) ou pharyngiens (forme hydrophobique), des paralysies, des symptômes d'amaurose, etc.

Congestions. — Ce sont des fluxions légères vers la peau ou les muqueuses, coryza, éruptions cutanées, conjonctivite, etc. Les congestions des organes profonds s'accompagnent habituellement de fièvre intense et appartiennent à la classe des fièvres larvées graves.

Troubles cérébraux. — Accès de manie, de délire, d'insomnie, etc. Les auteurs citent encore une foule de troubles fonctionnels qu'il est impossible d'énumérer complètement, vu leurs variétés infinies.

Parmi tous ces symptômes, certains sont très fréquents : ce sont les névralgies; d'autres s'observent rarement.

Le caractère distinctif de ces diverses fièvres larvées consiste principalement dans leur *périodicité*. Elles apparaissent sous forme d'accès qui reviennent, comme les fièvres intermittentes, à des intervalles plus ou moins réguliers, soit, par exemple, tous les deux jours (fièvres larvées tierces) ou tous les jours (fièvres larvées quotidiennes), à peu près aux mêmes heures et surtout le matin.

Ces accès s'accompagnent *toujours* de fièvre. Cette fièvre peut être très légère, mais, comme je l'ai dit, elle est constamment appréciable au thermomètre. Niemeyer est peut-être le seul de tous les auteurs qui partage cette opinion.

On ne constatera le plus souvent qu'une élévation de 1 ou 2 degrés au début de la crise, mais cela suffit pour déterminer la nature fébrile du symptôme et faire soupçonner son origine paludéenne.

Parfois, il se produira une légère moiteur ou même un petit frisson qui sont pour ainsi dire un vestige des stades de la fièvre intermittente franche. En tenant compte : 1° de la forme intermittente des accidents ; 2° de la variation thermique même légère qui se reproduit au moment des crises, on sera promptement sur la voie du diagnostic et, par conséquent, du traitement.

Dans ces cas, d'ailleurs, il est moins important que pour les fièvres larvées graves qui peuvent entraîner la mort, de reconnaître tout de suite la nature du mal pour le combattre sans délai.

Ici, les accidents sont si bénins qu'ils constituent plutôt des indispositions que de véritables maladies. La durée de ces fièvres est très limitée ; quelquefois un quart d'heure, une heure ou deux, après quoi les symptômes se dissipent et le sujet se retrouve en bonne santé jusqu'à la prochaine crise.

Cette disparition brusque de phénomènes parfois très douloureux, effrayants ou bizarres, survenus sans cause appréciable, et leur retour non moins brusque et imprévu, sont de précieux éléments de diagnostic qui éclairent rapidement la situation.

Abandonnées à elles-mêmes, les fièvres larvées bénignes finissent presque toujours par disparaître spontanément. Dans certains cas, toutefois, elles peuvent dégénérer et se transformer en fièvres intermittentes, en fièvres larvées graves ou même en fièvres pernicieuses.

Le sujet étant sensible à l'influence du poison palustre, on comprend qu'à un moment donné l'intoxication puisse prendre des proportions plus sérieuses et donner lieu à des accidents graves. Dans ce cas, l'élévation thermique, sensiblement accentuée, permettra de reconnaître qu'il ne s'agit plus d'une fièvre larvée bénigne.

2° *Les fièvres larvées graves.*

Par suite d'anomalies inexplicables, l'action du poison palustre peut se *localiser* soit sur un groupe de cellules motrices et sensitives, soit sur les filets qui en émanent et entraîner des phénomènes congestifs et des troubles fonctionnels assez intenses pour mettre la vie en danger.

Ces phénomènes constituent les *fièvres larvées graves*. Leur nature, comme je l'ai exposé, a échappé à tous les auteurs. La cause de la maladie, c'est-à-dire l'élément paludéen étant méconnu, contesté ou négligé, il en résulte que tous les accidents *symptomatiques* de l'infection paludéenne sont considérés comme purement essentiels. Suivant la forme sous laquelle ils se présentent, on les range dans telle ou telle classe nosologique et on en fait pour ainsi dire des maladies idiopathiques.

C'est là une grande erreur clinique qui entraîne les plus fâcheuses conséquences. On s'efforce, en effet, de combattre une maladie qui n'existe pas, on s'acharne en particulier contre la lésion locale que l'on regarde comme la source des troubles morbides et on néglige d'instituer la seule thérapeutique qui puisse conjurer le danger. Le résultat : c'est la mort du malade. C'eût été la guérison si on avait soupçonné l'existence du principe infectieux, unique cause de tous les accidents.

Je vais décrire les fièvres larvées graves que l'on observe le plus communément. Les signaler toutes serait difficile, attendu que, de même que les fièvres larvées bénignes, elles peuvent revêtir une infinité de formes. Mon intention d'ailleurs n'est point de faire un traité didactique complet. Je désire simplement attirer l'attention sur cette classe de maladies que je considère comme très fréquentes, très redoutables et qui, à mon sens, font à l'insu des médecins de nombreuses victimes.

En ouvrant cette nouvelle voie qui, je n'en doute pas, sera féconde en progrès thérapeutiques, j'espère guider utilement les praticiens, éclairer bien des diagnostics obscurs et fixer l'interprétation de faits cliniques qui, jusqu'à présent, restaient inexpliqués. D'autres poursuivront l'idée, achèveront le tableau et un jour la science sera complètement édifiée sur la question si importante des fièvres larvées graves.

Les observations que je rapporte ont pour la plupart été recueillies par moi, au lit du malade. C'est là que j'ai puisé les déductions physiologiques qui m'ont conduit au véritable diagnostic et à la thérapeutique efficace.

Les guérisons si remarquables que j'ai obtenues

dans des cas vraiment extraordinaires et souvent désespérés ont une telle valeur qu'à moins d'être de parti pris ou d'avoir un bandeau sur les yeux, on est forcé de reconnaître qu'elles ne sont ni l'œuvre du hasard, ni le résultat d'heureuses coïncidences, mais bien le produit d'une médication raisonnée. Il suffira du reste pour s'en convaincre d'appliquer cette même médication dans tous les cas de fièvres larvées. Le succès, j'en ai la persuasion, sera constant et, selon le vieil adage, les guérisons obtenues prouveront la nature de la maladie et sanctionneront la méthode.

Les fièvres larvées graves présentent parfois des prodromes qui peuvent durer plusieurs jours. Ils ressemblent beaucoup à ceux de toutes les affections infectieuses : état de malaise, abattement, frissons erratiques, léger mouvement fébrile, perte d'appétit, *mauvaise mine*. Ce qu'il y a de plus caractéristique, c'est le changement qui s'opère dans le teint. Ce n'est ni la pâleur des individus épuisés par des pertes de sang, ni la couleur verdâtre des chlorotiques. C'est, chez les sujets bruns, une teinte terreuse très prononcée, et chez les sujets blonds une teinte d'un jaune bistre plus ou moins foncé. Chez ces derniers, on observe autour des paupières un cercle noirâtre dû à la stase veineuse. De loin, les yeux paraissent agrandis comme par le maquillage. On retrouve là le teint cachectique des fièvres intermittentes.

En général, le début des accidents est brusque. Au moment où rien ne le faisait prévoir éclate un violent accès de fièvre. Cet accès peut commencer par un frisson.

Le fait est rare et on doit le regretter, car ce frisson éclairerait le plus souvent sur la nature paludéenne de la maladie. D'emblée le stade de chaleur s'établit et s'accompagne de troubles fonctionnels ou de lésions locales qui attirent de suite l'attention du praticien.

D'ordinaire, les accidents apparaissent comme pour la fièvre intermittente, vers le matin. On doit en tenir compte pour le diagnostic. Mais cette règle n'est pas absolue et très souvent la maladie débutera au milieu de la journée ou pendant la soirée. Après un temps variable (deux à huit heures en moyenne), une abondante transpiration se produit, tous les symptômes se dissipent et le rétablissement a lieu.

Ce rétablissement est rarement complet; le malade conserve de la fièvre, de la céphalalgie ou de la courbature. Le lendemain ou le surlendemain, il survient une nouvelle rechute à peu près à la même heure. C'est une aggravation des symptômes qui, dans certains cas, se localisent d'une façon bien manifeste. A partir de ce moment, la fièvre prend le caractère rémittent : on observe des exacerbations tantôt matinales, tantôt vespérales, ce qui déroute le diagnostic.

En un mot, l'infection paludéenne ne suit plus la marche régulière et caractéristique des fièvres intermittentes. Les symptômes continuent bien à présenter une certaine périodicité, mais l'attention n'étant point éveillée sur ce point et surtout l'intermittence manquant de netteté à cause de la persistance de la fièvre, on ne tient plus compte que de la lésion qui a été constatée et à laquelle on attribue tous les phénomènes morbides.

Dans les cas heureux, la fièvre se calme progressivement, les lésions disparaissent et on rapporte à la thérapeutique suivie le mérite d'une guérison qui n'est que spontanée. Dans les cas graves, au contraire, les symptômes s'accentuent et, à défaut d'une médication convenable, la maladie se termine par la mort.

Une première fièvre larvée grave doit en faire redouter d'autres qui pourront reparaître sous formes différentes, parfois à plusieurs années d'intervalle. Il semblerait que l'empoisonnement paludéen laisse dans l'organisme une empreinte ineffaçable. Ainsi la guérison obtenue, on constate pendant plusieurs semaines ou même plusieurs mois une tendance à des accès fébriles qui sont fort tenaces et ne finissent par disparaître qu'après un temps souvent fort long.

Il est donc important de tenir compte des antécédents, surtout en ce qui concerne l'infection paludéenne et de songer immédiatement à une fièvre larvée dans le cas d'accidents graves apparaissant brusquement chez un sujet qui a eu des fièvres intermittentes. On se trompera rarement.

Quels sont les éléments de diagnostic de la fièvre larvée grave? Il y en a deux :

1° *La température;*
2° *La marche anormale des symptômes.*

Les fièvres larvées graves s'accompagnent *toujours* d'une température qui varie entre 39 et 41 degrés centigrades. Cette élévation thermique est l'indice certain de la contamination du sang par un principe *infectieux*. Il s'agit de savoir quel est ce principe infectieux? S'il est paludéen ou non?

Toutes les maladies infectieuses autres que les maladies paludéennes ont une évolution assez régulière et pour ainsi dire typique qui permet de les reconnaître assez aisément. Ainsi les fièvres éruptives, la fièvre typhoïde, l'érysipèle, la diphthérie, le choléra, etc., revêtent des caractères différentiels et s'accompagnent de troubles fonctionnels ou de lésions souvent pathognomoniques qui les font diagnostiquer sans hésitation.

Il pourra se faire qu'au début ou pendant la période prodromique, des symptômes peu accentués rendent le diagnostic difficile et incertain, mais ce ne sera que momentané, et, dès que la maladie se confirmera et que tous ses caractères se dessineront avec netteté, les doutes cesseront. Suivant que le cas est bénin ou grave, les phénomènes morbides seront plus ou moins intenses, mais dans tous les cas leur évolution sera *normale*.

Si donc les symptômes observés ne correspondent pas à ceux d'une maladie infectieuse connue, on devra par exclusion songer à la fièvre larvée. On y sera autorisé tout particulièrement lorsque l'on constatera que la maladie suit une marche anormale, bizarre et incompréhensible qui est en désaccord avec les lois de la physiologie pathologique. Ce qui caractérise en effet l'infection paludéenne, c'est *l'anomalie constante* des symptômes auxquels elle donne lieu.

A côté de phénomènes très naturels, on en observera d'autres tout à fait extraordinaires et dont l'explication échappe. Depuis le premier jusqu'au dernier jour de la maladie ce sont des surprises de tous les instants qui déroutent le diagnostic. Il en résulte que le médecin est très perplexe, hésite pour se prononcer et déclare qu'il faut attendre que la maladie se dessine plus clairement. Il en est ainsi pour toutes les fièvres larvées graves. Elles débutent avec une violence et une brusquerie que rien ne motive. — Première surprise! Peu après, elles disparaissent comme par enchantement. Nouvelle surprise! Puis elles reviennent sans cause et s'accompagnent de lésions locales parfois si insignifiantes qu'on ose à peine leur attribuer les troubles généraux graves et réellement disproportionnés que l'on observe. Au cours de la maladie, ce sont des rémissions qui font croire à une guérison prochaine, puis des rechutes inexplicables ; les médications les plus actives se montrent impuissantes, les accidents se succèdent avec une rapidité effrayante, enfin la mort a lieu au moment ou on croit toucher au rétablissement. En un mot, du commencement à la fin de la maladie, c'est une succession de phénomènes étranges qui déconcertent toutes les prévisions.

Chaque fois qu'on observe une fièvre de 39 à 41 degrés, présentant des symptômes qui ne sont pas exactement ceux d'une maladie infectieuse connue, on doit donc l'attribuer au poison paludéen.

Cette haute élévation de température, comme je viens de le dire et comme l'a si bien démontré le docteur de Robert de Latour[1] est toujours due à la présence d'un principe infectieux dans le sang.

C'est là une loi fondamentale de la physiologie pathologique. Quelque importantes que soient les lésions locales, jamais l'élévation thermique n'atteindra ces chiffres si la maladie ne se complique point d'un élément infectieux.

A l'état normal la température prise dans le creux de l'aisselle est en moyenne de 36° 7. Une ascension de 2 degrés est l'extrême limite physiologique. Elle peut être provoquée par toute

1. *De la chaleur animale.* — Librairie J.-B. Ballière et fils.

cause *non infectieuse* troublant les fonctions de l'organisme : exercice violent, travail de la digestion, émotion vive, inflammation locale simple, etc. A partir de 39 degrés, au contraire, il y a toujours contamination du sang.

Je citerai par exemple les grandes opérations de chirurgie telles que l'ovariotomie, l'amputation de cuisse, etc. Dans les cas favorables, la guérison s'opère sans que le thermomètre dépasse 38° 5. Lorsqu'il va au delà, on constate toujours des frissons erratiques qui correspondent au moment où un agent infectieux quelconque, purulent, septique, paludéen, etc., se répand dans le sang et va bientôt amener un retentissement général qui se traduira par de hautes températures et des troubles fonctionnels graves pouvant entraîner la mort.

Il en est de même pour l'inflammation du poumon. Lorsqu'elle est *simple* comme dans le cas de traumatisme, le thermomètre ne dépasse pas la limite physiologique; s'il monte à 39 degrés ou au delà, la chaleur ne doit plus être attribuée à la lésion locale mais bien à un principe infectieux.

En 1871, je donnais mes soins à un officier qui, au combat de Montretout, avait eu le poumon droit traversé par une balle. Il s'était produit immédiatement une violente hémorragie et, à la suite, une inflammation de tout le parenchyme pulmonaire. Pendant les six semaines qu'exigea le rétablissement le thermomètre n'atteignit *pas une seule fois*

39 degrés et cependant la lésion inflammatoire était très étendue, offrait une sérieuse gravité en raison de l'organe atteint et pouvait à bon droit faire porter un pronostic funeste.

C'est donc une erreur clinique que d'attribuer des accès de fièvre de 39 degrés ou plus à la congestion ou à l'inflammation d'un organe. On doit au contraire considérer cette congestion ou cette inflammation comme étant la conséquence de la fièvre qui, elle-même est due à une infection de l'organisme.

On en arrivera ainsi à traiter non plus la pneumonie, mais la cause qui l'a engendrée et on sera très surpris de voir parfois disparaître en quelques heures des lésions inflammatoires qui n'étaient autres que des fièvres larvées.

Dans la majorité des cas, c'est le poison paludéen qui est l'agent infectieux.

C'est pour cela que les fièvres larvées sont si fréquentes.

C'est pour cela aussi que le médecin ne doit jamais hésiter à recourir au sulfate de quinine, dès qu'il soupçonne la nature infectieuse des accidents. Si ce précieux médicament demeure impuissant contre les maladies non paludéennes, il a du moins le mérite d'être toujours inoffensif. Dans le doute il est donc prudent d'en user; ce sera la pierre de touche qui décélera souvent la fièvre larvée; ce sera aussi dans bien des cas le salut du malade.

Certains médecins contestent son innocuité et l'emploient avec une telle timidité et une si grande réserve qu'ils n'en retirent aucun bénéfice dans les cas mêmes ou bien administré il devrait produire des succès éclatants. C'est un tort. J'en suis arrivé après de nombreuses expérimentations à acquérir la certitude que dans tout état fébrile on peut en faire l'essai sans crainte.

Dans les pays de marais la plupart des médecins l'appliquent aveuglément, en quelque sorte à presque tous les cas, qu'ils aient ou non posé leur diagnostic. C'est là une thérapeutique un peu empirique et routinière mais qui a l'avantage de donner d'excellents résultats.

Bien employé ce remède rendra des services que l'on ne soupçonne même point. On en trouvera des exemples dans les observations que je vais rapporter en décrivant les principales variétés de fièvres larvées graves.

CHAPITRE SIXIÈME

LA FIÈVRE LARVÉE PNEUMONIQUE

ou

PNEUMONIE PALUDÉENNE

CHAPITRE SIXIÈME

LA FIÈVRE LARVÉE PNEUMONIQUE

ou

PNEUMONIE PALUDÉENNE

De toutes les fièvres larvées graves, la fièvre pneumonique est une des plus fréquentes et des plus redoutables. Les ravages causés chaque année par la maladie dite *fluxion de poitrine,* n'ont pas, à mon sens, une autre origine. Ceci revient à dire que je considère la pneumonie comme étant presque toujours due à l'infection paludéenne.

La nature de la pneumonie n'est point encore complètement élucidée par les auteurs. Nous en trouvons la preuve dans la controverse soulevée, il y a deux ans, par les professeurs Germain Sée et Hardy, au sujet de la pneumonie dite fibrineuse.

Pour l'un, cette maladie est le type des inflammations locales franches et a pour cause principale le refroidissement; pour l'autre, ce serait une maladie parasitaire toujours due à la germination et au développement d'un micro-organisme spécial dans le tissu pulmonaire.

Deux opinions aussi opposées, émises par des maîtres qui devraïent faire autorité, s'ils étaient d'accord, laissent les débats ouverts et rendent admissible une troisième hypothèse. En me basant uniquement sur l'observation clinique, je considère toute pneumonie s'accompagnant d'une température de 39° au minimum, comme étant de nature infectieuse. Dans la généralité des cas, c'est le poison paludéen qui est l'élément infectieux.

Suivant le degré d'activité de ce poison, suivant aussi le degré de résistance de l'organisme, les troubles fonctionnels et les lésions anatomiques présenteront des caractères différents.

Ainsi, dans les cas légers, c'est une simple *congestion* se traduisant par une certaine obscurité du son à la percussion, une augmentation des vibrations thoraciques, un affaiblissement du murmure vésiculaire, un peu d'accroissement de la résonance vocale et des râles bullaires fins.

Dans les cas plus graves on note tous les symptômes de la pneumonie catarrhale. Matité bien prononcée, mais laissant toutefois une impression d'élasticité sous le doigt, exagération des vibrations vocales, râles sous-crépitants, respiration soufflante, bronchophonie modérée.

Enfin si les phénomènes infectieux persistent ou s'aggravent, un exsudat fibrineux ne tarde pas à se former et à faire d'une pneumonie catarrhale, c'est-à-dire, lobulaire, diffuse et disséminée, une pneumonie lobaire, cohérente et occupant l'ensemble des lobules d'une même région. L'exsudat remplissant et distendant les cavités alvéolaires, les signes physiques révélés par la percussion et l'auscultation se trouvent modifiés et surtout accentués. Exagération des vibrations vocales, matité, souffle tubaire, bronchophonie.

A ce moment la température varie entre 40 et 41 degrés, tandis que pendant la période de simple congestion ou de pneumonie catarrhale, elle se maintient entre 39 et 40 degrés, indice que *l'aggravation des lésions se relie directement au degré de la chaleur*.

Je sais combien une semblable théorie est en désaccord avec la tradition qui, en raison des différences anatomiques que présentent ces trois états : congestion pulmonaire, pneumonie lobulaire, pneumonie lobaire, a cru devoir conclure à trois espèces nosologiques.

Mais on peut se demander si cette distinction est bien fondée et s'il ne s'agit pas là réellement de trois degrés d'un même phénomène physiologique, c'est-à-dire de troubles vasculaires variant suivant l'élévation et la durée de la chaleur.

Plus la médecine progresse, plus le cadre nosologique se restreint. L'étude des diathèses, en dévoilant l'unicité des causes et la multiplicité des variétés, a réduit et réduit chaque jour le nombre des espèces morbides.

Pour constituer une espèce nosologique, il ne suffit pas de signaler des différences anatomiques plus ou moins importantes, il faut encore déterminer un certain nombre de caractères distinctifs fixes, précis, en un mot spécifiques.

De prime abord la pneumonie lobaire semblerait bien présenter les caractères d'une espèce; elle apparaît sous forme épidémique, elle suit une marche cyclique, il est impossible de la provoquer par irritations mécaniques (injections de poussières ou de liquides irritants); elle s'accompagne de symptômes généraux qui précèdent l'apparition des phénomènes locaux, enfin il n'existe pas un rapport constant entre l'intensité de la fièvre et l'étendue de la lésion.

Ce ne sont là en réalité que les indices de la nature infectieuse de la maladie et, en cherchant bien, on constatera que ces caractères existent également, mais à un degré moins prononcé pour la congestion pulmonaire et la pneumonie catarrhale, lorsqu'elles s'accompagnent d'une température de 39°, c'est-à-dire lorsqu'elles sont aussi de nature infectieuse.

Si la pneumonie lobaire a fixé tout spécialement l'attention des observateurs et si on a voulu en faire une espèce à part, c'est parce que ses caractères sont bien tranchés, tandis que pour les deux autres formes de la maladie, le degré d'infection étant moins prononcé, les symptômes sont plus légers, ce qui fait qu'on ne leur accorde point la même valeur. Ils sont cependant absolument analogues.

La congestion pulmonaire et la pneumonie catarrhale sont épidémiques aussi bien que la pneumonie lobaire, mais, comme en raison de leur bénignité elles entraînent plus rarement la mort, la statistique les mentionne moins ponctuellement et beaucoup de cas restent ignorés.

Elles ont une marche cyclique incontestée. Il est de tradition que la plus légère fluxion de poitrine est une maladie qui *doit suivre son cours* et l'on admet généralement une durée de neuf jours comme étant nécessaire à son évolution.

Les reproduire expérimentalement est également impossible ou du moins les congestions ou inflammations du parenchyme pulmonaire que l'on provoque par irritations mécaniques sont *simples* et le thermomètre n'atteint jamais 39°.

Enfin elles s'accompagnent souvent de symptômes précurseurs et leur appareil fébrile n'est point davantage en rapport avec les lésions, puisqu'en bien des circonstances ce n'est qu'après deux ou trois jours de fièvre qu'on découvrira un petit point de congestion ou d'inflammation, ce qui suffirait en bonne logique à prouver que la lésion est la conséquence et non la cause de la fièvre.

Il y a, toutefois, une question qui soulève une difficulté, c'est le micro-organisme signalé dans la pneumonie fibrineuse par le professeur Germain Sée.

Ce serait là, il faut le reconnaître, un caractère différentiel de la plus haute importance et qui à bon droit ferait de la pneumonie lobaire une espèce distincte. Mais les caractères, l'origine et le rôle de ce micro-organisme ne sont point encore parfaitement élucidés.

Il y a déjà longtemps que la nature microbienne de la pneumonie est soupçonnée. Les découvertes actuelles ne font que confirmer les idées de Raspail qui attribuait toutes les maladies à des parasites infiniment petits.

Avec les progrès de l'analyse microscopique on en est arrivé à découvrir dans la plupart des maladies des éléments figurés, des microbes que l'on s'est empressé de rendre responsables de tous les accidents. Il s'agit de savoir s'il n'y a pas là un abus.

La nouvelle doctrine microbienne a tellement révolutionné la pathogénie et excité les imaginations qu'il suffit de voir un microbe quelconque pour qu'on ait tendance à le regarder comme l'agent du mal.

Or, la micrographie est une science à l'état embryonnaire : elle ne signale encore que six variétés principales de microbes, sans d'ailleurs définir leurs propriétés. On ne peut donc asseoir un jugement sérieux sur des données aussi incomplètes et incertaines.

Tant que la science n'aura point précisé les caractères distinctifs des microbes nuisibles et des microbes inoffensifs, il sera prudent d'observer une grande réserve, sinon on attribuera souvent à tort à un microbe des méfaits dont il est bien innocent. N'oublions pas que nous vivons perpétuellement au milieu de microbes que nous respirons, que nous avalons et qui pullulent en nous sans que nous nous en doutions.

Ce n'est qu'à 2000 mètres au-dessus du niveau de la mer que, d'après les analyses de M. Miquel, on peut respirer un air absolument pur; mais, rue de Rivoli, dans un mètre cube d'air, il y a 5,500 microbes! L'eau en renferme des quantités encore plus considérables. Ainsi un litre d'eau de pluie en contient 64,000. — Un litre d'eau de la Vanne 248,000. — Un litre d'eau de la Seine puisée à Asnières 12,800,000; enfin, un litre d'eau d'égout puisée à Clichy 80,000,000!

C'est vraiment effrayant quand on y songe et si réellement tous les microbes étaient aussi redoutables qu'on se plaît à le dire l'espèce humaine ne tarderait pas à disparaître de la surface du globe. Mais il n'en est rien par la raison que la plupart sont tout à fait inoffensifs. Ils sont nos hôtes habituels, véritables parasites qui vivent à nos dépens sans troubler notre santé. A côté d'eux, il est vrai, d'autres microbes peuvent apparaître qui semblent posséder des propriétés toxiques, engendrer les maladies et propager les épidémies. Telle est du moins l'hypothèse que l'observation des faits rend très vraisemblable. Jusqu'à ce jour, malheureusement, la micrographie n'a pu nous dire en quoi ils diffèrent? Comment ils naissent? S'ils possèdent des propriétés intrinsèques ou corrélatives du milieu dans lequel ils se trouvent? S'ils agissent par eux-mêmes ou par les produits dérivant de leurs transformations (ptomaïnes)? Ce sont là autant de problèmes à résoudre!

Examinons, en ce qui concerne la pneumonie, les faits que la science possède actuellement. Klebs, en 1877, pendant une épidémie de pneumonie qu'il observa à Pragues, a découvert un microbe (*monas pulmonale*) auquel il attribuait la maladie. De forme sphérique, mobile et s'allongeant en bâtonnets, ce micro-organisme donnait lieu par inoculation aux accidents de la septicémie. Chose curieuse, l'auteur lui-même reconnaît que ce microbe est tout à fait semblable à ceux qui existent dans la salive et se trouve à l'état normal dans le produit de sécrétion des bronches!

En 1881 Koch et Eberth trouvèrent dans les poumons et les reins de malades atteints de fluxion de poitrine des micrococcus de forme ovalaire.

En 1882 Friedlander signala un nouveau microbe

ellipsoïde, disposé en chapelets, existant en quantité étonnante *jusqu'au neuvième jour de la maladie* dans la salive et dans les exsudats bronchiques et intra-alvéolaires de l'hépatisation rouge.

Après lui, Leyden, Gunther, Matruy confirmèrent la découverte et constatèrent que le micro-organisme existe dans toutes les formes de pneumonie : mais, dans la pneumonie fibrineuse, il est entouré *d'une capsule*, tandis que dans les autres il en est privé.

La conclusion fut que la capsule est caractéristique de la pneumonie fibrineuse.

Ce parasite cultivé tuait les animaux en vingt-quatre heures en amenant *un abaissement progressif de la température*. A la mort on trouvait dans les poumons des centres d'induration rouge.

Matruy, ayant retrouvé ce micrococcus chez d'autres sujets que les pneumoniques, conclut qu'il existe surtout et en plus grande quantité dans les crachats pneumoniques.

En 1883, Talamon découvrait un nouveau microbe de forme elliptique, en grain de blé (*coccus lancéolé*), non entouré de *capsule*.

Injecté dans les poumons, celui-là déterminait des pneumonies fibrineuses avec élévation de température (41° à 41°8), bientôt suivie de mort.

Depuis lors, Afanassiew, ayant repris dans le laboratoire du professeur Cornil, les expériences de Friedlander et de Talamon, obtint deux espèces d'organismes, micrococcus arrondis et micrococcus ovoïdes, qui correspondent aux variétés décrites par ces deux auteurs. L'inoculation des premiers ne produisit aucun effet sur les animaux; l'inoculation des seconds détermina de l'hépatisation, une pleurésie purulente, une péricardite séro-fibrineuse, etc.

C'est le micrococcus que le professeur Germain Sée regarde comme le parasite qui provoque la pneumonie fibrineuse en se multipliant dans le poumon.

Quelle est la valeur de cette doctrine? L'avenir le dira.

En attendant, les hésitations des micrographes, qui ne sont d'accord ni sur l'importance de la *capsule* ni sur la forme définitive du microbe, et le défaut de concordance entre les recherches expérimentales donnent à réfléchir!

Au début, les découvertes de Klebs et de Friedlander paraissaient avoir résolu la question. Depuis on a reconnu qu'elles étaient sans valeur et on les a condamnées.

Qui peut affirmer que le *coccus lancéolé* de Talamon vivra plus longtemps que ses prédécesseurs et répondra aux espérances que l'on a fondées sur lui? La preuve que le rôle de ce microbe parasitaire peut à bon droit soulever des objections, c'est que le professeur Jaccoud a communiqué à l'Académie des Sciences (séance du 25 avril 1887) une note relative à deux observations de pneumonie aiguë, dans laquelle il arrive à des conclusions qui peignent bien les incertitudes de la science, et dévoilent toute l'obscurité qui règne encore sur la question microbienne. Il produit deux observations de pneumonies aiguës consécutives à un refroidissement. A ce sujet il se propose d'examiner, s'il est vrai, ainsi qu'on le pense généralement aujourd'hui :

1° Que le refroidissement n'est pas une cause suffisante pour provoquer à lui seul la pneumonie;

2° Si les microbes qui caractérisent cette affection et qui apparaissent dans les crachats et dans le sang ne peuvent exister en ces circonstances que par suite d'une pénétration dans les tissus et les organes, contemporaine du refroidissement.

Dans la première observation, il s'agit d'un ouvrier robuste de cinquante et un ans qui s'endort bien portant dans sa chambre. Durant la nuit l'imposte s'ouvre : de là le refroidissement qui détermine la pneumonie aiguë. Douze heures après on constate dans les crachats la présence des microbes spécifiques. Il succombe le 14me jour. A l'autopsie on découvre de nombreux microbes encapsulés dans le tissu pulmonaire.

La seconde observation nous montre une domestique de vingt-deux ans, vigoureuse, en pleine santé. Elle commet l'imprudence d'aller se promener au jardin du Luxembourg sans prendre d'autres vêtements que ceux qui lui servent auprès de ses fourneaux. Elle a froid; elle rentre avec le frisson; le lendemain, la pneumonie se déclare, accompagnée de néphrite et d'endocardite. Les microbes existent dans les crachats. La malade succombe rapidement.

M. le professeur Jaccoud tire de ces faits les conclusions suivantes :

« Le froid seul a suffi manifestement pour déterminer la pneumonie.

« Il est absolument invraisemblable que le microbe infectieux soit venu du dehors dans l'intérieur des organes et qu'il existe par exemple à l'état vague sous les ombrages du Luxembourg.

« Il est plus conforme aux données acquises d'admettre que le refroidissement possède une action analogue à celle d'un traumatisme, qu'il est lui-même un véritable traumatisme susceptible de changer le milieu organique, d'altérer en conséquence les propriétés des microbes existant déjà dans ce milieu et de les transformer en agents morbides.

« *Le microbe de la pneumonie existe dans la salive à l'état inoffensif.*

« Le refroidissement est une cause suffisante pour faire naître la pneumonie ; le traumatisme qu'il détermine communique à des microbes qui sont nos hôtes ordinaires une malignité qui en fait sur-le-champ des agents d'infection.

« Ce n'est pas le microbe qui provoque la maladie. Le microbe n'est malin ici que chez l'homme malade; il ne pénètre pas du dehors dans nos organes; il y a son domicile habituel.

Ainsi voilà un microbe qui est bien inoffensif puisqu'il existe à l'état normal dans l'organisme et qui, d'après le professeur Jaccoud, va tout à coup devenir malin! Il suffira pour cela d'un simple refroidissement.

Tout en s'inclinant devant la haute valeur du savant professeur on peut reconnaître que cette théorie n'est rien moins qu'arbitraire et hypothétique, puisqu'on n'a aucune preuve de cette transmutation du microbe.

De même que nier que le microbe infectieux puisse venir du dehors dans l'intérieur des organes ou qu'il existe à l'état vague sous les ombrages du Luxembourg est une opinion inadmissible puisque l'analyse prouve qu'à Paris l'air renferme toujours un nombre considérable de micro-organismes qui, à chaque inspiration, pénètrent dans les voies respiratoires.

L'hypothèse de l'empoisonnement paludéen a au moins le mérite de reposer sur des déductions physiologiques et des faits cliniques qui lui servent de sanction.

Si l'on veut bien admettre le miasme paludéen, ces deux cas de pneumonie, dont l'interprétation exige que l'on fasse intervenir la *brusque malignité* d'un microbe, s'expliqueront tout naturellement et d'après les lois cliniques de la façon suivante.

Le refroidissement qui, comme le dit le professeur Jaccoud, est un véritable traumatisme changeant le milieu organique, a brusquement déprimé les forces des deux sujets en question et diminué leur résistance vitale. Ils étaient réfractaires au poison paludéen, comme les sujets forts et bien portants qui, dans les pays de marais, résistent aux épidémies. Après le choc traumatique qui a violemment ébranlé l'organisme et troublé les fonctions nutritives, ils se sont brusquement trouvés dans un état de débilité ou plutôt de *misère physiologique* qui les a rendus aptes à subir l'infection. En un mot, ils se sont trouvés tout à coup en état d'*opportunité morbide*.

C'est au printemps qu'ils ont contracté leur pneumonie, c'est-à-dire dans la saison où le miasme paludéen est le plus abondant et le plus toxique, aussi bien sous les arbres du jardin du Luxembourg que dans bien d'autres endroits où on n'en soupçonne pas la présence.

Il est probable qu'en plein hiver, au moment où le miasme paludéen est moins répandu et fait peu de victimes, un refroidissement même plus violent n'eût pas eu de si fâcheuses conséquences, parce qu'il n'y aurait pas eu infection de l'organisme.

Si, en effet, le refroidissement était la véritable cause des fluxions de poitrine, ces maladies devraient se produire surtout pendant les grands froids. Or, c'est au printemps, au moment où la température s'adoucit, qu'elles apparaissent en plus grand nombre; c'est à ce moment-là qu'on observe en même temps des épidémies de pneumonie et des épidémies de fièvres paludéennes. Étrange coïncidence! Enfin, le frisson du début, la marche rapide des accidents, la violence des symptômes présentent bien tous les caractères de l'empoisonnement paludéen.

Il reste la question des lésions anatomiques consécutives à l'inoculation du microbe.

Ces lésions, dans l'expérience de Talamon, étaient celles de la pneumonie fibrineuse. Dans l'expérience de Friedlander, c'était au contraire celle de la pneumonie catarrhale. On devrait donc en conclure qu'il y a un microbe pour chaque forme de pneumonie! Dans tous les cas, ces distinctions anatomiques, si elles avaient été fondées, auraient établi une démarcation bien nette entre ces deux formes de la maladie et justifié la pensée que l'on avait eue d'en faire deux espèces distinctes. Mais voilà que MM. Virchow, Reindfleish et le professeur Damaschino découvrent dans les noyaux de pneumonie catarrhale l'exsudat de fibrine qui était regardé jusqu'alors comme un produit pathognomonique de la pneumonie lobaire!

Pourquoi ne pas admettre alors que l'exsudat fibrineux n'a point de caractère spécifique? Qu'il varie suivant l'acuité de la maladie? Que dans le cas d'intensité moyenne, tel que la pneumonie catarrhale, il est disséminé en petite quantité dans quelques lobules, tandis que dans les formes graves il est abondant, cohérent, occupe tous les lobules d'une même région et détermine les lésions si tranchées de la pneumonie lobaire.

En somme, il est sage de s'en rapporter à la clinique et à la thérapeutique qui n'admettent point des différences aussi catégoriques entre les diverses formes de la pneumonie. Quoi qu'il en soit, la doctrine parasitaire aura eu l'avantage d'amener les praticiens à considérer la pneumonie fibrineuse non plus comme une simple lésion locale, mais comme une maladie infectieuse. Ils arrivent ainsi indirectement à la vérité clinique.

La pneumonie est, en effet, une maladie infectieuse et, par conséquent, générale (*totius substantiæ*) du moment où elle s'accompagne d'une température dépassant les limites physiologiques.

Il faut toujours en revenir à cette loi énoncée d'une manière si précise par le docteur de Robert de Latour, et suivant laquelle la chaleur animale atteignant 39° est toujours l'indice de la contamination du sang. Admettre que le développement de parasites dans une région limitée de l'organisme puisse provoquer une élévation thermique de plus de 2 degrés, est en contradiction formelle avec cette loi clinique. Il n'y a qu'un principe toxique répandu dans le sang qui soit capable de provoquer ce phénomène.

Dans le cas dont il s'agit, que ce principe soit le microbe de Talamon ou un autre, il n'importe ; la question thérapeutique est résolue, puisqu'on se trouve conduit tout naturellement à ne plus s'attacher comme autrefois exclusivement à la lésion locale, mais à se préoccuper de combattre l'élément infectieux, c'est-à-dire la cause de la pneumonie.

On arrive ainsi à la bonne médication, et, en médecine, c'est l'essentiel.

Les anciens disaient que le traitement fait la preuve de la nature des maladies.

En la circonstance, on remarquera que la médication instituée en vue de combattre l'infection paludéenne, regardée comme la cause de la pneumonie fibrineuse et celle préconisée par le professeur Germain Sée, dans le but de détruire le microbe parasitaire, qui, à ses yeux, est l'agent morbide, sont identiques. Elles ont pour base le sulfate de quinine et l'alcool.

Or, comme il est incontestable que dans toute fluxion de poitrine ces médicaments jouissent d'une réelle efficacité, et que, lorsqu'ils sont administrés *convenablement,* ils assurent la guérison, on pourrait en conclure qu'ils neutralisent la toxicité des microbes parasitaires. On ne peut pas dire, en effet, qu'il y ait destruction des microbes, puisque après la guérison on les retrouve encore dans l'organisme (microbes autochtones de Jaccoud).

Une interprétation contraire ne serait, il faut

l'avouer, rien moins que problématique, et il me paraît plus simple d'admettre que le sulfate de quinine, ce spécifique de l'empoisonnement paludéen, guérit la pneumonie, parce que cette maladie n'est, en réalité, qu'un empoisonnement paludéen. On pourrait, il est vrai, prétendre qu'il est aussi le spécifique de l'infection par le microbe de Talamon? Mais ce serait vraiment extraordinaire, et d'ailleurs en opposition avec tous les faits connus, car jusqu'à présent on a constaté que si ce médicament est tout-puissant contre l'infection paludéenne, en revanche il est sans action contre toutes les infections d'une autre nature. En résumé, je considère toute pneumonie fibrineuse, pneumonie catarrhale ou congestion pulmonaire, du moment où elles s'accompagnent d'une température de + 39° comme étant de nature infectieuse et exigeant avant tout la médication quinique.

Le docteur de Robert de Latour est le premier clinicien qui ait élucidé la question des pyrexies paludéennes. Pendant trente années de pratique, il a obtenu des succès thérapeutiques si remarquables et si constants qu'on doit y voir la confirmation des doctrines qu'il s'est toujours efforcé de vulgariser. Pour lui, le miasme paludéen est la cause d'une foule d'accidents fébriles dont le sulfate de quinine fait justice.

Moi-même, qui ai profité de sa grande expérience et n'ai fait que suivre la voie qu'il m'avait indiquée, j'ai toujours obtenu de si beaux résultats de sa méthode, que je me fais un devoir d'en proclamer la valeur : et pour rendre hommage à ce savant maître, je commencerai par reproduire quelques passages très instructifs de son beau *Traité de la chaleur animale.*

Cet ouvrage, rempli d'aperçus physiologiques et thérapeutiques du plus haut intérêt, n'est ni assez connu, ni assez lu. Les uns le condamnent, les autres le dédaignent, parce qu'il a la prétention, pour ne pas dire l'audace, de vouloir innover et de discuter les doctrines de l'École.

Comme on devait s'y attendre, les esprits classiques, suivant l'expression du professeur Germain Sée, fidèles gardiens de ce qu'on appelle la tradition médicale, n'ont pas manqué de protester contre l'idée révolutionnaire.

Un jour ou l'autre, je n'en doute pas, on revisera ce premier jugement prononcé à la légère et de façon systématique, et la doctrine sera défendue par ceux-là mêmes qui en sont aujourd'hui les plus ardents détracteurs.

« Bien des pneumonies pyrétiques, dit le docteur de Robert de Latour, passèrent sous mes yeux dans les vingt premières années de mon exercice, et obéissant alors aux courants thérapeutiques qui se succédaient, j'eus bien souvent à me plaindre, comme tous les médecins, d'ailleurs, de l'insuffisance de mes ressources.

« Bien différents ont été les résultats de ma pratique, lorsque, frappé de cette chaleur ardente que je constatais avec la pneumonie, j'ai enfin compris que la lésion locale n'est pas toute la maladie ; que la fièvre constituée par une grande élévation de la température organique, n'est pas de moindre importance ; que les deux mouvements morbides, local et général, procèdent d'un même principe étiologique et que c'est ce principe commun que doit atteindre la thérapeutique, pour les soumettre tous deux.

« Cette interprétation des faits cliniques, voilà plus de trente ans qu'elle inspire ma pratique et voilà plus de trente ans que la justesse s'en confirme au bonheur des résultats.

« Il me faudrait des volumes pour mentionner toutes les pneumonies pyrétiques dont j'ai eu raison par la médication fébrifuge : vingt-quatre ou quarante-huit heures m'ont souvent suffi pour la guérison, surtout quand l'avantage m'était fourni d'attaquer la pyrexie au début, peu de temps après le frisson initial.

« Tout récemment encore, mon concours était réclamé pour un malade âgé de cinquante-neuf ans, que travaillait depuis la veille une fièvre ardente accompagnée d'une pneumonie latérale gauche et auquel donnait des soins un de nos praticiens les plus expérimentés.

« Le tartre stibié, administré sous forme hyposthénisante, dès l'explosion, était demeuré sans résultat, et ce fut alors que, vivement préoccupée de cette situation à laquelle semblaient ajouter un caractère sérieux de gravité, l'anxiété, la prostration et un sommeil presque soporeux, la famille demande mon intervention.

« Après avoir constaté les râles crépitants et sous-crépitants, ainsi qu'un léger souffle ; après avoir reconnu à la percussion une matité assez accentuée, phénomènes physiques par lesquels s'affirmait la pneumonie, je place le thermomètre dans le creux axillaire.

« La colonne mercurielle s'arrête à 39°,3 et mon diagnostic est fait. Sans doute l'élévation de la température, bien que suffisante à mon appréciation, n'était pas fort considérable; elle ne traduisait au moment même qu'une pyrexie modérée; mais le malade, les assistants, le médecin, tous déclaraient que la chaleur s'était accusée bien autrement ardente la nuit et toute la matinée.

« On s'autorisait même de ce calme relatif pour énoncer une amélioration dans l'état du malade. Illusion bien dangereuse à laquelle j'ai vu s'abandonner imprudemment les plus grands praticiens !

« Ce n'était point une amélioration réelle, mais seulement une atténuation passagère de la fièvre; en un mot, une rémission, phénomène qui est dans le caractère de ce genre de pyrexie.

« Et cette appréciation, la vérité en éclatait promptement, car à l'issue de notre conférence, qui à peine avait duré vingt minutes, déjà nous constations d'une part la réascension de la température dont le chiffre, atteignant 39°,6, ne devait pas tarder à dépasser 40 degrés; d'autre part, une accélération du pouls qui de 96 s'était élevé à 108.

« L'indication à mes yeux est formelle et il n'y a point à hésiter sur l'emploi de la médication fébrifuge; soixante-quinze centigrammes de sulfate de quinine sont prescrits en cinq doses, pour être ingérés à deux heures d'intervalle, et je suis certain de ne me pas commettre en déclarant que la maladie, à ce prix, sera immédiatement conjurée. Cette heureuse prévision, un abaissement à 38 degrés de la température du corps, avec atténuation de tous les symptômes locaux et généraux après une nuit calme, en fournit le lendemain matin la complète sanction.

« Ce rapide succès n'avait pour moi rien de surprenant; il se joignait à bien d'autres succès accomplis dans des conditions analogues, et pourtant j'en éprouvai une vive émotion.

« C'est que peu de jours auparavant l'occasion avait livré à mon observation, comme saisissant contraste avec l'heureuse issue que nous obtenions ici, un exemple de mort, triste dénouement de la même maladie, après dix jours de durée, chez une dame de cinquante ans, auprès de laquelle j'avais été appelé à cette heure dernière où le râle de l'agonie ne permet plus ni l'espérance ni l'illusion.

« En apprenant de la bouche de son médecin que la pneumonie dont le siège était également à gauche, une fièvre ardente n'avait cessé de l'accompagner, signalée aussi par des paroxysmes nocturnes; en constatant moi-même à ce moment extrême une température de 40°,5, je n'avais pu me défendre de la pensée douloureuse que cette malade, traitée si vainement par les préparations antimoniales, les opiacés, les purgatifs répétés, enfin par de nombreux vésicatoires, quelques centigrammes de sulfate de quinine auraient suffi à lui conserver la vie.

« Les pneumonies qui, étrangères à tout principe pyrétique naissent d'une cause locale sont rares, ajoute le savant maître, et ma pratique particulière ne m'en a fourni aucun exemple.

« Mais un fait de pneumonie traumatique était publié il y a quelques années par Liégard père, dans la *Tribune médicale* et, dans son récit, l'habile praticien de Caen mentionnait une température qui n'avait pas dépassé 38°,5, bien que l'inflammation s'accusât vive au sein de l'organisme.

« Cette inflammation, dont la marche fut suivie avec soin par Liégard, qui avait une grande habitude de la percussion et de l'auscultation, la cause en était un coup d'épée qui avait traversé la poitrine de part en part.

« A l'heure actuelle, le corps médical est encore

tout ému d'un attentat commis sur la personne d'un de nos confrères les plus éminents ; une balle lui a été logée dans le poumon et il est inadmissible qu'une telle violence n'ait pas déterminé l'inflammation de l'organe.

« J'ignore les accidents qui ont pu surgir ; j'en ignore la marche et les détails, mais je remarque dans tous les bulletins publiés sur la situation du savant blessé, qu'il est demeuré *sans fièvre*.

« Non, une inflammation si intense qu'elle soit ne retentit pas assez fortement sur la température générale pour l'élever de plus de 2 degrés ; et quand ce chiffre est dépassé, quand la chaleur animale atteint 39, 40 et 41 degrés, c'est qu'un principe contaminateur s'est introduit dans le sang pour créer la condition de la pyrexie.

« Plusieurs cliniciens, au premier rang desquels s'inscrit le nom respecté d'Andral, ont été vivement frappés de cette grande élévation de la température animale qui se rencontre avec la *pneumonie*, et ils en ont fait un caractère spécial de cette phlegmasie.

« Mais cette particularité d'être attachée à la pneumonie, non aux autres phlegmasies locales, ne devait-elle pas inspirer la pensée que cette chaleur élevée trahit autre chose encore qu'une phlegmasie ? Et comment, d'ailleurs, n'avoir pas été complètement édifié à cet égard, en constatant que cette chaleur élevée se rencontre dès le début de la phlegmasie, alors que celle-ci n'a point encore acquis un bien grand développement et même avant son explosion?

« J'ai vu à l'hôpital de la Charité, dans le service même d'Andral, un malade entré la veille, que le célèbre clinicien soumit à l'examen le plus attentif et chez lequel il ne put noter qu'une fièvre ardente marquée par 40°,8 de température et 108 pulsations artérielles à la minute.

« C'était un homme de quarante ans, de forte constitution, qui n'inspirait de crainte à aucun des assistants et sur lequel le maître suspendit son jugement. Le lendemain, une pneumonie s'accusait par le souffle et la matité à la région sous-scapulaire gauche, et le jour suivant le malade était mort. L'autopsie confirma l'existence de la pneumonie constatée deux jours auparavant, pneumonie fort circonscrite d'ailleurs, mais au compte de laquelle n'en fut pas moins portée cette mort précipitée.

« Si, se dégageant des étreintes de cette doctrine en si grande faveur qui localise toutes les maladies, l'illustre professeur avait d'abord reconnu par la température du malade une *pyrexie,* sauf à remettre à un examen ultérieur le soin de se prononcer sur la variété, il se serait tenu en défiance et aurait promptement surpris le caractère de la maladie, qui n'était autre qu'une de ces pyrexies rémittentes, à manifestation locale pneumonique, pyrexies très communes, au moins à Paris, et parfaitement justiciables de notre précieux fébrifuge, le quinquina. Mais, ne comprenant pas la maladie sans organe malade, sans un phénomène matériel et tangible, Andral, comme les autres cliniciens d'ailleurs, ne pouvant en aucune façon se rendre compte de ce qu'est la fièvre, attendait une explosion phlegmasique, quand elle n'existait pas encore pour en faire le pivot de la maladie et abusait ainsi de l'interprétation pour faire, *de la fièvre qui précède, une conséquence de l'inflammation qui suit.*

« Je ne saurais me défendre d'un profond étonnement en voyant chaque jour avec quelle conviction et quelle confiance sont acceptées de pareilles appréciations et cela par des hommes du plus vaste savoir et de la plus haute intelligence.

« A côté d'Andral, Trousseau : l'éminent professeur fut appelé en consultation auprès d'un de mes malades, jeune homme de dix-huit ans, qui, après cinq jours de fièvre ardente, venait d'être frappé de pneumonie. L'action d'une atmosphère froide et humide, subie durant toute une matinée, paraissait être la cause de la maladie et un violent frisson en avait marqué le début. La température axillaire élevée à 40°,8, le pouls plein et fort, noté à 112, avaient donné la mesure de la fièvre, et à ces phénomènes constitutifs de la pyrexie s'étaient jointes une grande anxiété, une profonde lassitude, une fatigante céphalalgie et une douleur intercostale gauche, douleur à laquelle je n'avais pu attribuer d'autre caractère que celui de la névralgie; car l'auscultation et la percussion pratiquées avec le plus grand soin et chaque jour renouvelées, ne m'avaient accusé rien que de normal dans l'état matériel des organes thoraciques.

« Cinq jours s'étaient passés ainsi durant lesquels la température organique avait oscillé entre 40° 5 et 41° et durant lesquels aussi le délire s'était progressivement développé pour aboutir à un sommeil soporeux. Telle était la situation, le sixième jour, quand éclata cette pneumonie, à l'occasion de laquelle fut réclamée l'intervention de Trousseau. Armé d'une science profonde, servi par une vive pénétration, admirablement doué pour la pratique aussi bien que pour l'enseignement, Trousseau n'était jamais en peine de diagnostic, et, quelques difficultés qui se pussent rencontrer, rarement il manquait à la solution.

« Le grand clinicien examine le malade avec une sérieuse attention, il percute la poitrine et l'ausculte; il palpe le ventre, il interroge tous les organes et après une exploration minutieuse, une exploration comme il savait la faire, il déclare que nous sommes en présence d'une pneumonie, que telle est la véritable maladie et que tous les phénomènes morbides généraux que nous observons, ne sont que des irradiations symptomatiques de cette affection locale. Non ébranlé dans mon opinion, je fais observer au maître que cette pneumonie, constatée non au siège de la douleur intercostale qui s'était dénoncée au début, mais bien à la partie supérieure postérieure gauche de la poitrine, est toute récente; que pendant cinq jours aucun signe n'en est apparu et qu'ainsi elle ne peut être la cause de la fièvre dont elle a été précédée. J'ajoute que fort légère d'ailleurs et très circonscrite cette pneumonie n'est nullement en rapport avec la fièvre qui, par son intensité aussi bien que par son explosion initiale, se place en première ligne dans l'ensemble des phénomènes qui constituent la maladie.

« Vaine argumentation; aux yeux du célèbre professeur, la pneumonie constatée aujourd'hui seulement, le début en remonte au début même de la maladie et à elle seule revient la fièvre. Que si l'auscultation n'en a point trahi la présence aux premières heures de son développement, c'est que l'inflammation, ayant d'abord frappé le centre de l'organe, pouvait alors se dérober à mes sens, tandis que maintenant ayant gagné la périphérie, elle est devenue parfaitement saisissable. Supposition arbitraire! qui n'avait pour elle l'appui d'aucun des caractères de la pneumonie dans les premiers jours de la fièvre, pas même la plus légère toux, car ce symptôme venait seulement d'éclater. Trousseau, d'ailleurs, s'autorisait de sa vaste expérience et se fortifiait encore dans son opinion, d'une observation clinique toute récente qui lui avait fourni l'occasion de poser un diagnostic anticipé devant les nombreux disciples qui se pressaient autour de lui et qui en furent vivement émus. Cette observation avait pour sujet un malade qui venait de passer dans son service à l'Hôtel-Dieu et chez lequel, sans autre indice qu'une fièvre ardente et une petite toux sèche, peu fréquente, il avait chaque matin dénoncé l'existence d'une pneumonie dont les signes physiques ne s'étaient enfin révélés que le quatrième jour.

« Le fait se rapprochait assurément de celui dont nous étions témoins; mais, pour moi, il n'avait pas la signification que lui prêtait Trousseau, car rien chez son malade non plus que chez le mien n'autorisait à donner un droit de primogéniture à une pneumonie dont on n'avait reconnu l'existence que plusieurs jours après l'explosion d'une pyrexie, et il fallait à mes yeux de bien fortes préventions localisatrices pour intervertir ainsi l'ordre successif des faits.

« Un dissentiment sur le diagnostic étiologique de la maladie, sur son caractère général ou local, entraînait infailliblement un dissentiment sur la direction thérapeutique; la médication fébrifuge, dont j'ai si fréquemment constaté la puissance contre les pyrexies de ce genre et à laquelle j'avais eu recours ici, je désirais en continuer l'usage, et ma pensée même était d'en augmenter l'énergie en élevant les doses auxquelles j'avais employé le sulfate de quinine. Mais le moyen de faire prévaloir cette médication, le moyen d'en faire ressortir l'opportunité, après l'échec qu'elle venait de subir, échec qui, sans doute, n'était pas étranger à l'inspiration qu'avait eue la famille du malade de prendre l'avis d'un haut dignitaire de la science?

« Le malade que me signalait Trousseau et chez lequel il avait deviné une pneumonie, plusieurs jours avant de la pouvoir constater, ce malade qui, dès le début, considéré comme atteint de pneumonie, n'avait cessé d'être traité en cette qualité, ce malade était mort très promptement.

« Certes, ce triste dénoûment n'était pas plus en faveur de l'opinion de mon éminent contradicteur, que l'insuffisance du sulfate de quinine chez mon malade n'était en faveur de la mienne. Mais Trousseau dans sa haute position justement conquise, jouissait d'une immense autorité, il exerçait un éblouissant prestige; et, d'ailleurs, c'était à sa compétence incontestée qu'on faisait appel... Je m'inclinai. Il fut décidé que le kermès minéral serait administré sur-le-champ à la dose de cinq centigrammes par heure. Il était neuf heures de relevée lorsque fut commencé l'emploi du médicament, et, le lendemain matin, à huit heures, la situation s'accusait telle que les parents en pleurs auprès du malade pensaient assister à une agonie. C'était une prostration extrême, un pouls petit, serré, porté à 120, une intelligence entièrement voilée, une langue noire, sèche et râpeuse, des dents fuligineuses, des évacuations involontaires et d'une affreuse fétidité. On aurait dit d'une fièvre typhoïde à sa période ultime. Le changement de thérapeutique n'avait donc pas été heureux, et, si les résultats du traitement pouvaient fournir un élément au diagnostic, la précipitation des accidents n'était pas faite pour sanctionner celui qui avait été substitué au mien. Tout me ramène à ma première appréciation et aussitôt, évoquant le souvenir de situations analogues dont j'avais eu raison par le sulfate de quinine, je me prends à espérer encore malgré cet ensemble de symptômes qui trahissent les approches de la mort. Je me prends à espérer sur cette réflexion que la médication fébrifuge employée d'abord a pu n'être en défaut que pour avoir été servie par un médicament de dose insuffisante ou peut-être de composition infidèle. On sait les sophistications dont le sulfate de quinine a trop souvent été l'objet, et il se pouvait, dans cette circonstance, qu'en raison d'un calcul commercial coupable il n'eût été livré à l'absorption qu'une dose insignifiante du médicament.

« L'événement justifia cette pensée : un sulfate de quinine de provenance irréprochable fut administré à la dose de vingt centigrammes, de deux heures en deux heures ; la première dose portée à quarante centigrammes, pour agir avec promptitude, et, en même temps, des frictions furent pratiquées d'heure en heure sur diverses parties du corps avec une pommade composée de six grammes de sulfate de quinine et de trente grammes d'axonge. Le soir même, dix heures après l'ingestion de la première dose du fébrifuge, le délire était dissipé, la chaleur abaissée d'un degré.

« La question, cette fois, était résolue d'une manière non équivoque; l'élévation de la température du corps qui s'était mesurée au thermomètre par 40° et 41°, cette élévation avait bien la valeur que je n'avais cessé de lui attribuer; elle traduisait l'existence d'une *véritable pyrexie* et non d'une fièvre symptomatique de la pneumonie qui ne devait éclater que plusieurs jours après l'explosion de la pyrexie elle-même.

« Cette pneumonie d'ailleurs, qui durant quelques heures avait si malheureusement égaré la thérapeutique, qui l'avait détournée de sa voie, l'extinction ne s'en était pas fait attendre; après vingt-quatre heures de la médication quinique, il n'en restait plus trace.

« J'ajoute que tous les autres caractères de la maladie s'évanouirent sans retard; tous, à l'exception d'un paroxysme fébrile qui, pendant dix jours encore, se répéta chaque soir, comme pour donner une dernière sanction à la signification que porte avec elle une élévation de la température au delà des limites des oscillations physiologiques, *limites qui ne dépassent pas deux degrés.* »

Voilà quelques pages vraiment intéressantes,

qu'on ne saurait trop méditer, car, à mon sens, elles résument toute la physiologie pathologique et la thérapeutique de la pneumonie.

Ce qui ne peut manquer de frapper, dans le récit de ces faits si précis et si démonstratifs, c'est la logique des déductions du docteur de Robert de Latour qui était amené par le raisonnement à instituer la bonne médication et à obtenir des guérisons surprenantes.

Et ce qui frappera bien plus encore, c'est de constater que des maîtres aussi éminents qu'Andral et Trousseau n'aient consenti, dans ces cas particuliers, à reconnaître la justesse des vues du docteur de Robert de Latour que lorsque la preuve en était faite par les résultats de la médication, et que par ailleurs ils restaient si obstinément attachés à leurs doctrines, que, malgré leurs échecs, ils n'en continuaient pas moins à persister dans leur thérapeutique funeste.

Ceci prouve qu'en médecine on se laisse toujours guider par les théories physiologiques dont on est imbu et auxquelles on renonce difficilement, et que dans certains cas les plus grands cliniciens eux-mêmes sont tellement aveuglés par leurs doctrines qu'ils persistent à les appliquer, bien que les résultats n'en soient pas satisfaisants. Il est vrai qu'ils ont pour eux leur conscience du moment où ils croient avoir soigné le malade *secundum artem!*

On voit, par les observations qui précèdent, que

si la thérapeutique est réellement puissante, elle ne produit pas cependant des effets toujours immédiats et identiques.

Dans certains cas le traitement agira avec une rapidité surprenante et merveilleuse, dans d'autres, avec une lenteur telle ou d'une façon si peu marquée qu'on serait presque tenté de douter de son utilité et de l'abandonner.

Il faut toujours avoir présente à l'esprit la possibilité de semblables divergences dans les résultats pour ne point se laisser aller au découragement si la médication ne produit pas tout de suite les effets que l'on est en droit d'en attendre.

Le retard dans la guérison peut tenir à des causes multiples : l'évolution avancée de la maladie, un dosage insuffisant ou l'impureté du médicament ; le voisinage d'un foyer qui entretient l'infection, etc. Ce sont là autant de sujets d'étude qui méritent une grande attention et exigent une certaine habileté d'observation.

Une fois la fièvre larvée reconnue, on peut considérer en effet la guérison comme presque certaine, car la médication est toute-puissante quand elle est dirigée convenablement.

Dans la plupart des pneumonies larvées, le rétablissement exige en moyenne huit à dix jours. Comme exemple de la marche habituelle de la maladie je citerai l'observation suivante.

Le lundi 23 mai 1881, une jeune fille âgée de

quinze ans, habitant les environs de Paris, éprouve, au sortir de l'église, après la messe, une sensation de refroidissement et un frisson. Elle ne déjeune pas et demande à se reposer.

Dans la journée elle se trouve assez bien pour aller visiter une de ses amies.

Mais le frisson ne tarde pas à reparaître et l'oblige à rentrer chez elle. Le malaise est extrême, la fièvre s'allume et s'accompagne d'une douleur très vive dans le côté droit de la poitrine.

A huit heures du soir on appelle le médecin qui constate de la sub-matité à la base droite et des crachats *rouillés*. Il diagnostique une pneumonie et prescrit un vésicatoire et une potion au kermès. La nuit est très mauvaise, avec violente céphalalgie, toux sèche et incessante, vive agitation et subdelirium. La famille, inquiète, me fait appeler en consultation.

A deux heures de l'après-midi (mardi 24) je vois la malade. Je note les symptômes suivants : température 40°7, — pulsations 120, — respirations 28. — Sub-matité à la base droite. — Nombreux râles sous-crépitants occupant à ce niveau un point très limité. — Crachats couleur abricot. — Exagération des vibrations thoraciques et de la résonance vocale ; pas de souffle. — Toux sèche provoquant un point de côté à droite.

Le début des accidents, l'élévation thermique ne me laissent aucun doute sur la nature de la maladie :

il s'agit d'une fièvre larvée de forme pneumonique et la lésion locale qui est plutôt une simple fluxion pulmonaire qu'une véritable pneumonie ne joue, à mon sens, qu'un rôle tout à fait secondaire.

Après une longue conférence avec le médecin de la famille, j'obtiens que la potion kermétisée sera supprimée et remplacée par quatre doses de 25 centigrammes de sulfate de quinine à prendre de trois en trois heures. — On commencera immédiatement.

Le soir calme notable, le thermomètre descend à 38°8, — la malade passe la nuit dans une somnolence paisible.

Mercredi 25, huit heures et demie du matin. — Température 40°6, — pulsations 120, — respirations 28. — *Toutes traces de pneumonie ont disparu.*

Peau sèche et brûlante. — Gros râles muqueux dans les deux côtés de la poitrine. — Crachats mousseux incolores. Traitement : quatre doses de quinine. — Potion vineuse à l'extrait de quinquina. — Potion de Todd. A neuf heures du soir, température 39°4. — Nuit assez calme.

Jeudi 26, huit heures et demie du matin. — Température 40°5, — pulsations 120, — respirations 28. — La toux et les crachats *rosés* ont reparu.

La malade accuse une douleur dans tout le côté droit de la poitrine.

A l'auscultation nous constatons des bouffées de

râles crépitants au sommet droit et à la percussion une sub-matité dans les deux tiers supérieurs du poumon.

Même traitement et, en outre, lavement de 50 centigrammes de quinine à dix heures du soir.

La journée et la soirée sont mauvaises : la température ne baisse pas.

A deux heures du matin la fièvre *tombe brusquement.* (La température, malheureusement, n'a pas été prise).

Vendredi 27, huit heures et demie du matin. — Température 39°6, — pulsations 116, — respirations 32. — Crachats visqueux, couleur abricot. État général sensiblement meilleur. Même traitement : Alimentation, œufs, potages, vin. A dix heures du soir température 38°6. — Nuit agitée.

Samedi 28, huit heures et demie du matin. — Température 39°4, — pulsations 96, — respirations 38. — Souffle tubaire au sommet droit. — Crachats abricot moins visqueux.

Le dimanche 29 la température tombait à 38°5. Au souffle tubaire succédaient de gros râles de retour et à dater de ce moment la convalescence marchait si rapidement que le jeudi suivant la jeune malade, complètement rétablie, faisait sa première sortie par une belle journée de printemps. La maladie n'avait pas duré dix jours.

Je crois utile d'ajouter qu'en même temps que cette jeune fille, une de ses petites camarades avait été atteinte de fluxion de poitrine et mourait le 12me jour de la maladie.

Le seul renseignement que j'aie obtenu c'est que le traitement avait consisté dans des applications successives de larges vésicatoires.

Sachant que ces deux enfants avaient suivi ensemble pendant tout un mois des exercices religieux dans une église humide et avaient, par conséquent, été soumises aux mêmes conditions hygiéniques, j'en conclus qu'elles avaient puisé le germe de leur maladie à un même foyer d'infection et que des traitements différents avaient eu pour résultat la guérison de l'une et la mort de l'autre.

Au nombre des remarques que peut suggérer cette observation clinique, il en est une qui a trait au défaut de rapport existant entre les phénomènes respiratoires et les phénomènes fébriles. Le nombre des respirations semble dépendre surtout du degré ou de l'étendue de la lésion anatomique.

Ainsi, le mardi 24, quoique la température s'élève à 40°7 on ne compte que 28 respirations. A ce moment il n'existe qu'un engouement pulmonaire très limité.

Le samedi 28, au contraire, bien que la température soit tombée à 39°4, et les pulsations à 96, signes d'une amélioration notable, les mouvements respiratoires s'élèvent à 38 par minute.

C'est qu'alors, au lieu d'une simple fluxion pulmonaire, il existait au sommet et dans une partie assez étendue du poumon, une hépatisation due à la coagulation de l'exsudat comme le témoignait le souffle tubaire.

L'étendue du champ respiratoire se trouvant diminuée, la compensation s'établissait par la plus grande fréquence des inspirations.

Lorsque la maladie suit un cours favorable et vient à être enrayée, c'est-à-dire dès que la température est redescendue définitivement au chiffre physiologique, la résolution des lésions s'opère avec une très grande rapidité. La simple congestion peut disparaître en quelques heures.

S'il y a eu exsudation et coagulation de l'exsudat il faudra au contraire plus de temps. Néanmoins la liquéfaction et l'élimination de l'exsudat seront terminées en un délai de deux ou trois jours.

Voici un fait qui prouvera avec quelle facilité se modifient les lésions anatomiques dans les fièvres larvées.

Il servira aussi d'enseignement sur l'évolution bizarre de ces maladies et sur les médications thérapeutiques spéciales qui peuvent se présenter.

Au commencement du mois d'août, un enfant âgé de neuf ans, fort, bien constitué, mais ayant déjà été atteint de fièvres paludéennes, quitte Paris en pleine santé pour aller passer ses vacances au bord de la mer, à Pornic.

Il est bon de noter que cette localité du département de la Loire-Inférieure est voisine de la baie de Bourgneuf et des marais de Boin et de Beauvoir qui sont des foyers permanents d'infection palustre.

Le 10 août, à la suite d'une partie de campagne, cet enfant contracte un rhume, d'ailleurs sans gravité et qui ne lui enlève ni l'appétit ni la gaieté.

Le dimanche 15, il ne déjeune pas : il passe sa journée étendu sur la plage sans prendre part aux jeux de ses petits camarades. La nuit est bonne. — Le lendemain à quatre heures de l'après-midi il est pris d'un violent accès de fièvre, débutant par un frisson et s'accompagnant d'une toux sèche et incessante. — Température 40°5, avec agitation et délire.

A dix heures du soir on administre un lavement de 50 centigrammes de sulfate de quinine.

Le 16 août la température se maintient à 39 degrés. La fièvre est continue (quinine 50 centigrammes en deux doses).

Le 17 août à onze heures du matin, accès de toux qui dure une heure et se termine par un vomissement. — Pneumonie à la base à droite.

L'enfant d'ailleurs n'accuse pas de point de côté. Température 40°2. — Quinine 75 centigrammes. — Le soir la température est descendue à 39 degrés. Il y a donc amélioration.

Le 18 la pneumonie a disparu. — Journée semblable au 16. — Quinine 50 centigrammes.

Le 19 à dix heures du matin accès de toux. — Vomissement. — Pneumonie au sommet droit.

Le 20 la pneumonie a disparu. — Journée semblable au 16.

Le 21 à neuf heures et demie du matin 40°5. — Accès de toux. — Vomissement. — Pneumonie à la *base à gauche* : rien à droite. — Quinine 75 centigrammes. — Le soir 39°5.

Le 22 à neuf heures du matin 40°5. — Accès de toux. — Vomissement. — La pneumonie persiste (respiration soufflante). — Application d'un vésicatoire.

L'état se maintient ainsi jusqu'au 27 août. — Chaque matin vers neuf heures revenait l'accès de toux qui durait en moyenne une demi-heure et se terminait par un vomissement après lequel il y avait une détente et le thermomètre tombait à 39 degrés.

Les doses de sulfate de quinine furent progressivement augmentées et dans la journée du 26 août on en administra jusqu'à 13 décigrammes en plusieurs fois.

Le soir même on constate une amélioration considérable et pendant la nuit le thermomètre descend pour la première fois au chiffre presque normal de 37°2.

Le 27 toute trace de pneumonie a disparu. — L'enfant se lève. — Il est encore très affaibli, mais néanmoins il déjeune et dîne avec appétit. On le considère comme en état de convalescence.

Le 28, l'amélioration persistant, il passe toute la

journée à jouer dans un salon dont les fenêtres sont ouvertes.

Le soir à sept heures il est repris de malaise et obligé de se remettre au lit.

La pneumonie, dont il *n'existait plus la moindre trace* dans la poitrine depuis quarante-huit heures, venait de reparaître brusquement à la base à gauche (bouffées de râles crépitants et sub-matité très caractérisée). Sulfate de quinine un gramme en quatre doses.

Le 29 août à sept heures du matin on notait les symptômes suivants : température 39 degrés, pulsations 120, respiration 28, pouls déprimé, vertiges, tendances à la syncope, défaillances dès que l'enfant cherche à se tenir de debout. Respiration soufflante et sub-matité dans le tiers supérieur du poumon gauche.

En présence de ces phénomènes inquiétants, je décide qu'un changement d'air immédiat est nécessaire.

On fait prendre au petit malade une tasse de café noir additionné de rhum pour soutenir ses forces et à dix heures on le transporte dans un wagon où il est étendu comme dans son lit.

A quatre heures on arrive au lieu de destination; une maison de campagne très saine, bien aérée, située sur un coteau élevé au bas duquel coule une rivière.

A peine descendu de voiture, l'enfant auquel les

forces semblent revenues refuse de se coucher, va et vient, circule de tous côtés et le soir dînait gaiement à la table de famille.

A ce moment au lieu de la respiration soufflante qui, à sept heures du matin occupait le côté gauche, je ne constate plus que de gros râles muqueux : il y a encore un peu de résonance vocale mais la sonorité à la percussion a reparu.

Je note : température 38 degrés, pulsations 120, respiration 24.

Le lendemain le rétablissement se confirmait et en quelques jours sans aucun traitement la guérison était définitive.

Cette observation présente, il faut en convenir, des caractères peu ordinaires et qui méritent de fixer l'attention. Ces disparitions si brusques de la pneumonie, ces rechutes perpétuelles et surtout cette guérison si rapide s'opérant spontanément en quelques heures, peuvent à bon droit provoquer la surprise.

Les faits sont cependant d'une rigoureuse exactitude. Il me suffira de dire qu'il s'agissait d'un de mes enfants et l'on comprendra avec quel soin et quelle attention j'ai pendant vingt jours étudié, surveillé et épié toutes les phases, les moindres détails de la maladie.

J'ai cherché l'interprétation des phénomènes si bizarres que j'observai en la circonstance. Voici les conclusions auxquelles je suis arrivé et qui m'ont guidé pour la thérapeutique. L'origine de tous les accidents était due à une infection par les miasmes de la baie de Bourgneuf. C'est un cas analogue à celui de Lancisi que j'ai rapporté précédemment (page 67).

Le 13 août les vents, qui depuis le commencement du mois s'étaient maintenus à l'est, tournèrent brusquement au sud et amenèrent vers Pornic les émanations paludéennes de Bourgneuf.

L'enfant, qui à ce moment était enrhumé et atteint d'un peu de fièvre, fut de suite contaminé parce qu'il se trouvait en *état de réceptivité morbide*.

Cet état physiologique joue un rôle très important au point de vue de la pathogénie des maladies infectieuses.

Nous vivons, comme le dit Hallopeau, au milieu d'agents infectieux : si nous ne sommes pas tous frappés, c'est que les agents de la maladie se développent *exclusivement* chez les sujets présentant certaines conditions qui n'ont pu être encore déterminées qu'incomplètement, mais sur lesquelles on possède cependant des données importantes. Ces conditions constituent *l'opportunité morbide* du professeur Jaccoud. En un mot il faut un terrain favorable pour que le microbe germe et se développe. Ainsi s'explique que certains sujets puissent vivre dans des foyers d'infection sans être contagionnés. S'ils demeurent réfractaires à la maladie c'est que le microbe toxique ne trouve pas chez eux les éléments nécessaires à sa vitalité.

Dans le cas dont il s'agit, la fièvre de rhume, en troublant les fonctions nutritives et par conséquent en modifiant les milieux organiques, avait probablement engendré l'état d'*opportunité morbide*. Ce qui tendrait à prouver que telle fut l'origine des accidents, c'est qu'à la fin d'août on signala des fièvres intermittentes qui apparurent brusquement à Pornic, où on n'en avait pas observé depuis longtemps.

Au début, le sulfate de quinine sembla combattre avantageusement les accidents, ou tout au moins en modérer l'intensité, mais ses effets ne se continuèrent pas, et progressivement la maladie s'aggrava. Il fallut chaque jour augmenter les doses du médicament.

S'il en fut ainsi, c'est que le malade se trouvait dans des conditions hygiéniques mauvaises. Les courants atmosphériques ne s'étant pas modifiés, et le vent ayant jusqu'à la fin du mois continué à souffler du sud, l'*infection* miasmatique se renouvelait chaque jour. Au fur et à mesure que les accidents étaient combattus et enrayés, d'autres apparaissaient avec une violence d'autant plus accentuée que les forces du malade diminuaient. C'est ainsi que pour lutter contre le mal, il fallut recourir à des doses médicamenteuses de plus en plus fortes.

Mais le 29 août, les limites de la tolérance médicamenteuse se trouvaient dépassées, car le vertige, la tendance à la syncope et la faiblesse du pouls n'étaient rien moins que des accidents quiniques.

Il était donc urgent de décider l'éloignement hors du foyer miasmatique, puisque le sulfate de quinine n'étant plus toléré, nous allions nous trouver désarmés en face de la maladie qui ne pouvait manquer de s'aggraver d'une façon fâcheuse et peut-être fatale. Si j'avais si longtemps hésité à prendre une telle décision, c'est que je n'en voyais pas l'utilité.

Tout à fait au début de la maladie, j'étais en effet loin de soupçonner l'origine des accidents : la santé publique était excellente à Pornic ; on ne signalait des fièvres, pour l'instant, qu'à Bourgneuf et à Beauvoir.

Il fallut ce rapprochement entre les fièvres existant dans le voisinage et le brusque changement de direction des courants atmosphériques survenu le 13 août, pour que la lumière se fît dans mon esprit.

Quant à la rapidité surprenante du rétablissement qui s'opéra en quelques heures, je me l'explique de la façon suivante : dès que l'enfant eut cessé de respirer les miasmes infectieux, il se produisit une détente complète de tout le système nerveux, qui se calma d'autant plus vite que le sulfate de quinine absorbé à haute dose pendant la nuit qui précéda le départ agissait encore.

Comme conséquence immédiate, les troubles vasculaires cessèrent, et les lésions organiques ne tardèrent pas à disparaître. S'il suffit pour cela de quelques heures, c'est que les lésions n'avaient point dépassé le degré de la congestion. Pendant toute la maladie, en effet, je ne constatai jamais les signes de la pneumonie *fibrineuse*. C'était une respiration soufflante et non le véritable souffle tubaire, et à la percussion le doigt conserva toujours une sensation d'élasticité très marquée. En un mot, les symptômes étaient ceux de l'engouement pulmonaire et non de l'inflammation exsudative.

Au cours de la maladie, l'enfant ne se plaignit pas une seule fois de point de côté.

Cette absence de douleur est un signe toujours favorable, et dénote le peu de gravité des lésions.

Le changement si prompt survenu dans l'état du malade n'a rien d'ailleurs qui doive surprendre. C'est là une des nombreuses anomalies des fièvres larvées qui se guérissent parfois d'une façon si rapide et si imprévue qu'on dirait de véritables résurrections.

CHAPITRE SEPTIÈME

LA FIÈVRE LARVÉE MÉNINGITIQUE

(Méningite paludéenne. — Fièvre cérébrale.)

CHAPITRE SEPTIÈME

LA FIÈVRE LARVÉE MÉNINGITIQUE

(*Méningite paludéenne. — Fièvre cérébrale.*)

La méningite paludéenne frappe principalement les enfants en bas âge et semble se relier tout particulièrement au travail de la dentition. On la confond presque toujours avec la méningite aiguë simple ou la méningite tuberculeuse. Chez l'adulte, on la désigne souvent sous le nom de *fièvre cérébrale*.

Chaque année, elle tue un grand nombre d'individus qui meurent par suite de faux diagnostic et de mauvaise thérapeutique. Les symptômes de cette maladie présentent une si complète analogie avec ceux de la méningite aiguë simple ou tuberculeuse, qu'on s'explique la possibilité et la fréquence de la confusion.

Voici les principaux caractères distinctifs de la méningite paludéenne :

1° Elle éclate, en général, d'une façon brusque et inexplicable ;

2° On ne retrouve, dans les antécédents du malade, aucune cause bien précise à laquelle on soit en droit de rapporter les accidents ;

3° Les prodromes ne concordent point avec ceux de l'évolution tuberculeuse.

Les trois premiers symptômes de l'irritation du cerveau et du bulbe, la *céphalalgie,* les *vomissements* et la *constipation* (trépied méningitique) ne sont point aussi constants que dans les cas d'inflammation des méninges. La constipation peut manquer. Dans toutes les fièvres larvées, il est en effet très fréquent de voir les fonctions digestives continuer à s'accomplir régulièrement même au cours des accidents les plus graves.

La température dépasse toujours 39°. C'est là, comme pour toutes les autres fièvres larvées graves, le véritable élément du diagnostic différentiel. Dans la méningite simple ou tuberculeuse, le thermomètre varie, au contraire, entre 38°5 et 39°, mais ne va pas au delà. Enfin, la guérison s'opère avec une rapidité qui prouve que tous les troubles fonctionnels dépendent d'une simple congestion et non d'une véritable inflammation.

C'est là encore un des caractères de l'intoxication paludéenne. Elle donne naissance à des lésions congestives s'accompagnant d'épanchements séro-fibrineux qui se résorbent en très peu de temps, mais elle n'engendre point de néoplasies purulentes. C'est l'analogue de ce qui se passe dans la goutte dont les inflammations les plus violentes ne se terminent jamais par suppuration.

Voici la relation d'un cas de fièvre larvée méningitique qui est remarquable par la gravité des symptômes, l'obscurité du diagnostic, l'admirable efficacité de la thérapeutique. On y retrouvera tous les traits saillants de ces redoutables méningites qui, chaque année, frappent tant d'enfants en bas âge, et, malgré les médications classiques les plus énergiques, se terminent presque toujours par la mort.

Le 4 juin 1878, un enfant âgé de seize mois, très fort, bien constitué, plein de fraîcheur et de gaieté et en parfaite santé, est brusquement pris de fièvre. L'état de rougeur, de tension et d'endolorissement des gencives prouve d'une façon manifeste qu'il s'agit d'un phénomène de dentition. Le thermomètre ne marque que 38°. Tous les symptômes sont légers et ressemblent à ceux que l'on observe si fréquemment à cet âge. C'est plutôt une indisposition qu'une véritable maladie ; aussi, suivant l'habitude, l'enfant va, avec sa nourrice, passer une partie de la journée au square Montholon, dans le voisinage duquel habitaient les parents.

Le lendemain matin la fièvre augmente dans des proportions effrayantes.

La température axillaire s'élève à 40°5 et le pouls à 140. Plongé dans une profonde stupeur, le petit malade reste étendu sur les genoux de sa mère sans faire le moindre mouvement. Il est complètement inerte et insensible. De temps à autre il pousse un cri perçant.

On administre le bromure de potassium, on met l'enfant dans un bain tiède, enfin on incise largement les gencives. Le traitement ne donne aucun résultat.

Le 6 juin l'état ne s'est pas modifié. La fièvre persiste à 40°5. Les cris sont incessants : la connaissance abolie. Les fonctions digestives continuent néanmoins à s'accomplir régulièrement.

Vu la gravité et l'obscurité du cas la famille appelle plusieurs consultants qui émettent des avis différents. Les uns diagnostiquent un épanchement ventriculaire, d'autres une méningite tuberculeuse, d'autres enfin (j'étais de ce nombre) une fièvre pernicieuse.

Le traitement est institué de la façon suivante : large vésicatoire sur la tête. — Bromure de potassium. — Incision des gencives matin et soir, et enfin, sulfate de quinine à la dose de vingt centigrammes en lavement.

L'emploi de ce dernier médicament ayant soulevé des objections de la part d'un des consultants, qui prétendit qu'en la circonstance le sulfate de quinine était dangereux parce qu'il allait augmenter la congestion des méninges, il en résulta qu'on ne l'administra qu'avec une timidité regrettable.

Le 7 juin, l'état du malade s'était notablement aggravé.

La température s'élevait à 40°8.

Aux phénomènes fébriles et comateux s'ajoutaient un strabisme divergent très prononcé, des mouvements convulsifs des yeux et de la face, des cris plaintifs continuels, entremêlés de cris *hydrencéphaliques* et de vomissements.

A dix heures du matin la mort est considérée comme imminente.

Tous les médecins qui ont vu l'enfant n'hésitent plus à porter le diagnostic de méningite tuberculeuse *tout en reconnaissant l'anomalie des prodromes* et se retirent en déclarant que le cas est au-dessus des ressources de l'art.

Seul, je continuai à donner mes soins au petit malade. J'endossais une grave responsabilité, car j'avais moi-même, je l'avoue, perdu tout espoir à ce moment. Néanmoins je voulais tenter l'impossible, ayant pour principe de ne jamais renoncer à la lutte tant qu'il reste un souffle dans la poitrine, et comprenant d'ailleurs qu'après la condamnation qui venait d'être prononcée par des maîtres, je pouvais faire tous les essais thérapeutiques que ma conscience me suggérait.

Ce qui me guidait en cette circonstance c'est que je rejetais formellement ce diagnostic de méningite tuberculeuse, ne pouvant admettre que cette maladie se fût ainsi brusquement déclarée chez un enfant en pleine santé et que, persuadé qu'il s'agissait d'accidents pernicieux, je conservais encore le pressentiment que tout n'était pas fini.

Sans plus tarder je pratique de vigoureuses frictions dans les aisselles, dans les aines, sur la face interne des membres et tout le long de la colonne vertébrale avec une pommade composée de 6 grammes de sulfate de quinine pour 20 grammes d'axonge.

Je prescris, à trois heures d'intervalle, deux lavements renfermant 40 centigrammes de sulfate de quinine, enfin je continue le bromure de potassium à hautes doses et, à trois heures de l'après-midi, suivant la dernière prescription formulée par mes confrères, je fais mettre l'enfant dans un bain tiède.

Ce bain, je l'avais ordonné sans confiance, je dirai même à contre cœur et uniquement parce qu'étant très perplexe, je ne voulais rien avoir à me reprocher. Il faillit tout compromettre.

A peine l'enfant est-il plongé dans l'eau qu'il est pris d'une convulsion qui dure environ trois minutes.

Le corps se raidit, la tête se rejette violemment en arrière, tous les membres se contractent, les yeux se renversent, il y a strabisme divergent, l'écume apparaît à la bouche, l'insensibilité est absolue.

Ayant prévu la possibilité de cet accident, j'avais

sous la main tout ce qui m'était nécessaire pour intervenir à temps. Je pratique immédiatement au niveau de la région lombaire une injection de quatre gouttes d'une solution de morphine au centième.

Dix minutes après, nouvelle convulsion qui dure plus longtemps et s'accompagne de cyanose de la face. Je fais une seconde injection de trois gouttes. Un quart d'heure se passe, puis apparaissent encore quelques mouvements convulsifs qui, du reste, ne s'accentuent pas : ce n'est qu'un accès avorté.

Je redoute néanmoins tellement le retour d'une convulsion qui pourrait tuer l'enfant en quelques secondes que je n'hésite pas à faire une troisième injection de trois gouttes. A partir de cet instant le mal est enrayé : tous les phénomènes convulsifs se dissipent, *le strabisme lui-même cesse brusquement.*

L'enfant reste plongé dans un état comateux qui simule l'agonie. La respiration s'embarrasse : on perçoit de gros râles muqueux dans toute la poitrine. Il semble que la fin soit proche. A sept heures du soir, les yeux grands ouverts sont vitreux et recouverts de fuliginosités. La respiration est courte et anxieuse. Le pouls très vif (160) mais encore assez résistant. J'applique deux sinapismes sur les jambes de l'enfant. Après quelques minutes se produisent des contractions musculaires qui me font craindre le retour d'un accès convulsif. Je retire immédiatement les sinapismes. Pendant la nuit on alimente l'enfant en lui faisant couler du lait entre les lèvres.

Le lendemain matin, 8 juin, vers les sept heures, l'enfant, qui depuis la veille était plongé dans un coma profond, se réveille et recommence à faire entendre des cris déchirants et incessants. Je continue l'administration du sulfate de quinine en lavements et en frictions.

Le 9 juin au soir les cris cessent; le thermomètre tombe à 38°8. L'enfant reconnait les personnes qui l'entourent. Le 10 juin la température remonte à 39°5. La toux est sèche et fréquente. Je constate un point de congestion pulmonaire à la base du poumon droit. Je persiste dans l'emploi du sulfate de quinine en diminuant toutefois les doses à cause de la faiblesse du pouls.

Quarante-huit heures après, la congestion avait disparu et enfin, le 14 juin, la convalescence se confirmait d'une façon définitive.

Voilà neuf ans que les faits se sont passés et depuis lors le petit malade a joui d'une bonne santé et son intelligence n'a nullement souffert de ces accidents si graves qui auraient dû, il semble, entraîner des troubles dans les fonctions cérébrales.

Cette guérison si parfaite et si rapide prouve qu'il s'agissait là d'une fièvre larvée méningitique. Comment admettre en effet qu'une inflammation aiguë provoquée par des tubercules ait pu disparaître aussi brusquement et surtout n'ait pas laissé de traces?

En réalité, l'épanchement ventriculaire qui existait incontestablement et entretenait une compression cérébrale comme le prouvent les cris hydrencéphaliques et le strabisme, s'est résorbé tout d'un coup comme se résorbent tous les exsudats provenant de l'infection paludéenne. Il a suffi pour cela que le sulfate de quinine enrayât les phénomènes congestifs qui étaient la source de l'épanchement. J'ai cherché à élucider la question d'origine de cette maladie et voici l'interprétation que j'en ai donnée.

A l'époque où l'enfant tomba malade on exécutait des travaux de terrassement considérables aux environs du square Montholon.

Tout le long de la rue Lamartine on avait creusé une profonde tranchée destinée à la construction d'égouts. J'ai supposé que c'était là le foyer infectieux d'où s'échappèrent des *miasmes palustres*, qui se répandirent aux environs.

Ce qui me confirma dans cette opinion, c'est qu'à cette époque on observa dans le quartier un grand nombre de fièvres intermittentes. C'est là un fait qui n'a pas été signalé et qui d'après mes observations serait à peu près constant. Chaque fois que j'ai eu à traiter des *fièvres larvées graves* j'ai noté qu'elles avaient pris naissance au milieu d'un foyer de fièvres intermittentes. C'est d'ailleurs ce qui m'a conduit à découvrir la corrélation existant entre l'infection palustre et les fièvres larvées.

A côté de cette observation terminée d'une façon si heureuse et peu ordinaire, je vais, pour établir un contraste et indiquer la marche habituelle des accidents lorsque la médication est défectueuse relater deux faits bien différents que j'emprunte au traité du docteur de Robert de Latour.

Ces deux faits remontent à 1836, c'est-à-dire à une époque où le savant praticien n'avait point encore élucidé la question de la chaleur animale et des pyrexies, comme il devait le faire plus tard avec un si grand talent.

Le premier malade était un homme de quarante ans plein de vie et de force, qui, après une vive agitation durant toute une nuit, se trouvait le matin, à l'heure ordinaire du réveil, dans un profond assoupissement.

« Une inflammation des méninges, dit le docteur de Robert de Latour, était à mes yeux, la seule maladie : et, sans préoccupation de l'étiologie à laquelle en revenait l'explosion, ne tenant compte que de la réalité anatomique du fait morbide, je pratiquai une abondante saignée du bras, qui rétablit immédiatement l'usage des sens, et à la suite de laquelle le malade ne se plaignit plus que d'un violent mal de tête qui se dissipa même quelques heures plus tard.

« Le jour suivant tout paraissait rentré dans l'ordre; car ce fut à table, déjeunant de bon appétit, que me reçut mon malade.

« Je crus à la guérison et je glorifiais la saignée de la veille, m'applaudissant ainsi d'avoir mis en usage une thérapeutique de si haute puissance.

« La déception ne se fit pas attendre. Au milieu même de la nuit qui suivit ce jour de bien-être, l'agitation se renouvela et, comme à la première atteinte, fit place à l'assoupissement. Je m'empressai de pratiquer une nouvelle saignée, mais sans résultat cette fois... Et vainement je fis promener des sinapismes sur diverses parties du corps; vainement j'eus recours aux lavements purgatifs; rien n'y fit et après quelques heures d'un état comateux le malade s'éteignait.

« Je sens encore cette peau brûlante dont m'échappait la signification et qui pourtant captivait mon attention. Mais il y a de cela un demi-siècle déjà et je ne savais alors de la calorification que ce qui était enseigné à l'École et ce qui est enseigné aujourd'hui encore ; c'est-à-dire en physiologie peu de chose, en pathologie moins encore.

« A l'heure actuelle, sur la simple indication du thermomètre, je déclarerais sans hésitation l'existence d'une pyrexie; et si je saignais le malade pour dégager promptement le cerveau de la compression produite par l'injection sanguine localisée, je ne manquerais pas d'administrer simultanément le sulfate de quinine pour attaquer et détruire dans son principe étiologique, un mal dont l'inflammation cérébrale était la manifestation locale, comme la pyrexie la manifestation générale.

« A peu près à la même époque, un malheur semblable affligeait encore ma pratique; je donnais des soins, de concert avec un confrère, à un jeune homme de trente ans qui, en proie depuis la veille au soir à une fièvre ardente, n'avait cessé de délirer.

« Notre diagnostic commun fut que le malade était atteint d'une inflammation aiguë des méninges. Une saignée du bras avait été pratiquée, au début des accidents par mon confrère, qui était l'ami du malade; nous en pratiquons une nouvelle que nous faisons suivre d'une application de sangsues aux régions latérales du cou; et nous complétons le traitement par quelques doses de calomel qui, dans notre pensée, devaient exercer sur l'intestin une action dérivative.

« Chez le précédent malade, une apyrexie franche, absolue avait séparé les deux accès, dont le dernier avait abouti à la mort; une simple rémission se montra ici; mais une rémission de plusieurs heures, marquée par l'apaisement de tous les symptômes cérébraux et tellement accusée que déjà le malade organisait dans une pensée de gratitude une petite fête à laquelle il conviait ses deux médecins.

« La nuit suivante vint briser toutes ses dispositions : le délire éclata de nouveau plus intense que la veille et fut suivi cette fois d'un profond assoupissement. Le malade vécut deux jours encore, alternativement assoupi et agité mais alors sans rémission sensible.

« Je me rappelle cette chaleur vive qui m'était désagréable à la main ; je la fis remarquer à mon confrère ; mais ce phénomène, l'interprétant dans le sens des localisations morbides, nous le considérions comme la simple mesure de l'acuité à laquelle s'élevait la phlegmasie méningienne.

CHAPITRE HUITIÈME

LA FIÈVRE LARVÉE TYPHOIDE

(Fièvre continue paludéenne. — Fièvre rémittente.)

CHAPITRE HUITIÈME

LA FIÈVRE LARVÉE TYPHOÏDE

(*Fièvre continue paludéenne. — Fièvre rémittente*).

Dans certains cas, la fièvre revêt très promptement la forme continue et s'accompagne de symptômes ayant une grande analogie avec ceux de la fièvre typhoïde. C'est là l'origine de fréquentes erreurs de diagnostic.

Nombre de fièvres typhoïdes, dites légères, et que l'on croit avoir guéries en huit ou dix jours, ne sont, en réalité, que des fièvres larvées méconnues ou simplement des embarras gastriques fébriles.

Il y a environ deux ans, j'étais appelé auprès d'un jeune homme âgé de vingt-deux ans, qui était au cinquième jour d'une maladie fébrile grave, que l'on pensait être une fièvre typhoïde. Revenu depuis peu d'un voyage en Sologne, ce malade avait pendant plusieurs jours éprouvé un grand malaise, avec fièvre, frissons, maux de tête, vertiges, anorexie. C'était cet état mal défini qui constitue la période podromique des maladies infectieuses.

Suivant l'habitude en pareil cas, il avait commencé par prendre plusieurs purgations salines qui n'avaient eu pour résultat que de provoquer une forte diarrhée. Malgré cela, il continuait à vaquer à ses occupations. Un soir, les phénomènes fébriles s'aggravent brusquement : la nuit se passe dans une vive agitation.

A 7 heures du matin, le thermomètre indiquait 40° 8.

Le mal de tête persistait : le ventre était ballonné : il y avait prostration et délire. Vers la fin de la journée, les symptômes se calmèrent : la température descendit à 39° 2. Le lendemain matin, le thermomètre remontait à 40° 8.

Nouvelle aggravation des symptômes ; violentes douleurs de tête, délire, stupeur, traits tirés, langue blanche, diarrhée fétide, etc. Le médecin de la famille diagnostique une fièvre muqueuse.

Pendant trois jours, cet état persiste, avec cette modification toutefois que la rémission qui, les deux premiers jours, avait lieu le soir, se produit ensuite le matin.

Lorsque je vois le malade, je constate la plupart des caractères de la fièvre typhoïde. Les taches rosées lenticulaires manquent, il est vrai, mais ce n'est pas surprenant, puisque nous ne sommes encore qu'au cinquième jour de la maladie.

Ne tenant compte que du début des accidents et des indications thermométriques qui ne concordent nullement avec la marche cyclique de l'infection typhoïde, je déclare qu'il s'agit là de phénomènes paludéens revêtant la forme typhique.

Sur mon conseil, on administre le sulfate de quinine à hautes doses (2 grammes par jour). En quarante-huit heures, la fièvre tombait, le malade entrait en convalescence, et trois jours après la guérison était achevée.

Ainsi, cette maladie, qui présentait toutes les apparences d'une fièvre typhoïde, se trouvait guérie en l'espace de dix jours. Pour le médecin qui eût persisté dans le premier diagnostic, un tel résultat eût été certainement une cause de surprise, car le sulfate de quinine n'a jamais été considéré comme ayant le pouvoir d'enrayer la marche de la fièvre typhoïde. S'il peut parfois atténuer les phénomènes fébriles et jouer le rôle d'un bon adjuvant, en revanche il n'arrête point l'évolution cyclique de la maladie qui, il faut bien le reconnaître, échappe jusqu'à présent à la thérapeutique et suit un cours qui semble dépendre exclusivement du degré de toxicité du principe typhogène.

Quelles que soient les médications suivies, la durée de la maladie oscille entre un minimum de dix-huit à vingt jours et un maximum de quarante-deux à quarante-neuf jours.

Toute guérison obtenue en un délai de huit à dix

jours doit donc faire écarter l'idée de fièvre typhoïde.

De même que la série d'observations présentées récemment par le docteur Pécholier, de Montpellier, au sujet de la guérison de la fièvre typhoïde par le sulfate de quinine, soulève des doutes bien légitimes. D'après ce travail, le sulfate de quinine serait un spécifique du miasme typhique. Or, comme le dit un maître, prétendre que la quinine ne serait plus seulement le spécifique du miasme paludéen, mais encore celui du miasme typhique, lui tresser cette nouvelle couronne, demander pour elle cette seconde royauté, c'est là un hommage aveugle!

Les faits de chaque jour prouvent, en effet, le contraire; aussi, peut-on supposer que si le docteur Pécholier a obtenu de la médication quinique des succès si remarquables et si exceptionnels, c'est qu'il a traité non pas des fièvres typhoïdes, mais des *fièvres larvées typhoïdes*.

Quels sont les éléments du diagnostic différentiel? Indépendamment de l'irrégularité, de l'anomalie et de la violence des premiers symptômes, c'est surtout le thermomètre qui éclairera sur la nature paludéenne de la maladie. Dans la fièvre larvée, on observe dès le début de hautes températures qui, dans la fièvre typhoïde, ne sont atteintes qu'après plusieurs jours d'une ascension progressive. Dans cette dernière maladie, en effet, l'*ascen-*

sion initiale n'est pas brusque : elle est graduelle et constante.

Le thermomètre s'élève, en général, d'un degré et demi par jour, mais chaque matin il y a une rémission d'environ un demi-degré, en sorte que la différence effective d'un soir au soir précédent n'est que d'un degré.

Par exception, le maximum thermique peut être atteint dès le second ou le troisième jour : cette anomalie est toujours inquiétante, car elle présage une durée très longue de la maladie ou dénote cette forme rapidement mortelle connue sous le nom de forme ataxique.

La fièvre larvée typhoïde répond, en somme, à la classe des maladies décrites par les auteurs sous le nom de *fièvres rémittentes*.

« Le groupe de ces fièvres, dit M. le professeur Jaccoud, est mal défini : on englobe, sous ce chef, des faits totalement disparates, et quand on lit les observations ainsi accumulées pêle-mêle, on y trouve non sans surprise, avec de vraies fièvres rémittentes, des catarrhes gastriques, des catarrhes des voies biliaires, des pneumonies, des typhus, etc. »

Une maladie avec laquelle la fièvre larvée typhoïde peut être aisément confondue, c'est l'embarras gastrique fébrile. Les prodromes et les indications thermométriques sont identiques, d'où il résulte que l'on ne peut affirmer le diagnostic avec certitude.

Cela a, d'ailleurs, peu d'importance ; l'embarras gastrique fébrile, dans sa forme primitive et simple, n'étant jamais mortel. Dans le doute, on doit donc traiter le malade comme s'il était atteint de fièvre larvée.

On peut même commencer par administrer un émétique qui est la médication la plus efficace contre l'embarras gastrique et immédiatement après de fortes doses de sulfate de quinine. Dans l'un et l'autre cas, on obtiendra promptement le rétablissement du malade à l'aide de cette double thérapeutique.

CHAPITRE NEUVIÈME

LA FIÈVRE LARVÉE DYSENTÉRIQUE

(Dysenterie paludéenne.)

CHAPITRE NEUVIÈME

LA FIÈVRE LARVÉE DYSENTÉRIQUE

(Dysenterie paludéenne.)

Au mois de mai 1886, j'étais appelé à donner mes soins à une jeune fille de quinze ans, atteinte de dysenterie. Arrivée depuis peu à Paris en parfait état de santé, elle avait été brusquement prise, l'avant-veille dans la matinée, de malaise, de fièvre et de diarrhée.

Croyant à un embarras gastrique ou à un dérangement intestinal provoqué par l'eau de Seine, les parents avaient fait prendre à leur fille une purgation saline qui enraya de suite les accidents. Quarante-huit heures après, les mêmes symptômes reparaissaient avec une telle intensité qu'on se décida sans plus tarder à me demander conseil.

Lorsque je vis la malade, à trois heures de l'après-midi, je notai les symptômes suivants : fièvre, 40 degrés ; nausées, soif ardente, endolorissement et ballonnement du ventre ; selles fréquentes (une vingtaine en quelques heures). Les évacuations sont composées de mucosités visqueuses, blanchâtres, disposées en flocons et striées de sang. Les épreintes sont vives et pressantes et, après l'expulsion de quelques rares mucosités, la malade éprouve un ténesme douloureux et persistant. La brusque invasion des accidents, le chiffre de la température et des accès de fièvre intermittente, signalés dans les antécédents, me firent diagnostiquer une *fièvre larvée dysentérique.*

Je prescris soixante-quinze centigrammes de sulfate de quinine, cataplasmes et lavements laudanisés, tisane acidulée. Le lendemain, la malade était rétablie.

Le surlendemain, dans la matinée, retour de la fièvre et des selles dysentériques. Les symptômes sont toutefois moins intenses. Je donne sulfate de quinine, un gramme.

Vu la marche insolite de la maladie et la perspective de nouvelles rechutes, les parents manifestent le désir de quitter Paris sans plus tarder, dans la crainte d'une aggravation pouvant nécessiter un long séjour à l'hôtel, ce qui offrirait des inconvénients de tout genre.

J'approuve d'autant plus cette idée que, dans ces sortes de cas, un changement d'air ne peut qu'être favorable.

Il est donc décidé que la malade partira le lendemain soir et, afin de la mettre en état de voyager et de la prémunir contre une rechute, j'augmente fortement les doses de sulfate de quinine.

A peine arrivés dans la ville de province qui est leur résidence habituelle, les parents mettent le médecin de la famille au courant des faits et le consultent sur l'opportunité de mes prescriptions. J'avais conseillé de continuer à doses décroissantes pendant un certain temps la médication quinique, malgré le rétablissement apparent.

Après avoir examiné la malade et constaté qu'elle est complètement rétablie, mon confrère déclare ne point partager mes idées sur la nature paludéenne des accidents qui, selon lui, n'ont été que la conséquence de l'ingestion des eaux malsaines de Paris. Il ordonne de cesser immédiatement le sulfate de quinine.

Trois jours après, un accès dysentérique absolument analogue à ceux qui s'étaient produits à Paris, éclate brusquement. Rappelé en toute hâte, le médecin, persistant dans sa première opinion, ne voit dans cette nouvelle crise qu'une rechute de dysenterie mal soignée au début et incomplètement guérie.

Il prescrit le traitement classique de la dysenterie : eau albumineuse, ipéca, calomel, etc. Loin de se calmer immédiatement, comme avec la médication quinique, les symptômes s'aggravent de plus en plus.

A ce moment, la mère de la malade, se rappelant mes paroles au sujet de l'origine paludéenne de cette dysenterie et l'importance que j'avais attachée au traitement par le sulfate de quinine dont l'efficacité s'était traduite très promptement et d'une façon bien manifeste, n'hésite plus à reprendre les prescriptions qui avaient été suivies à Paris. Mais elle se garde bien d'en parler à son médecin, à cause de la défense qu'il avait faite de prendre du sulfate de quinine. De nouveau les accidents sont enrayés en quelques heures.

C'est lorsque la malade est tout à fait hors de danger et que le remède, par ses effets si prompts et si rassurants, a dissipé toutes les inquiétudes, qu'on se décide enfin à avouer toute la vérité au médecin.

Celui-ci, dont le talent et l'honnêteté scientifique sont indiscutables et justement appréciés, s'empressa de reconnaître que mon diagnostic était bien fondé et conseilla alors de poursuivre résolument la médication telle que je l'avais indiquée tout d'abord. En très peu de temps, les tendances aux rechutes se dissipèrent et la guérison fut définitive.

En cette circonstance, j'avais dès le principe et sans hésitation formulé mon diagnostic en me basant sur les indications thermométriques. La marche de la maladie et surtout les résultats du traitement m'ont donné raison.

Le médecin de la famille, au contraire, ne se préoccupant point de la température et ne tenant compte que des symptômes, qui étaient absolument ceux de la dysenterie sporadique, fut amené d'une façon logique à des conclusions erronées.

La thérapeutique qu'il institua fut manifestement impuissante, et lui-même reconnut très loyalement l'inexactitude de son diagnostic.

Il ressort de cette observation que je cite entre plusieurs autres analogues, que, sans le thermomètre, il est impossible de porter un diagnostic sûr.

L'essence des maladies, comme l'écrivait récemment le docteur Arnould, professeur de la Faculté de médecine de Lille, n'est plus dans les symptômes ni même dans les lésions, *mais dans la cause*. Voilà une formule qui devrait être un axiome pour tous les cliniciens.

La cause de la maladie doit toujours être, en effet, la base du diagnostic. C'est le thermomètre qui est le seul guide dans lequel on puisse avoir une entière confiance, lorsqu'il s'agit de déterminer la nature des symptômes ou des lésions. Les chiffres thermométriques ont des significations qui ne trompent point; les sens au contraire, même chez le médecin le plus exercé, peuvent se laisser égarer en de nombreuses circonstances.

En interrogeant toujours la température du malade, on éclairera le diagnostic et la thérapeutique, et on découvrira dans bien des cas des fièvres larvées auxquelles on n'aurait jamais songé sans le secours du thermomètre.

CHAPITRE DIXIÈME

LA FIÈVRE LARVÉE ANGINEUSE

(Angine paludéenne)

ET LA FIÈVRE LARVÉE GASTRIQUE

(Vomissement paludéen)

CHAPITRE DIXIÈME

LA FIÈVRE LARVÉE ANGINEUSE

(Angine paludéenne)

LA FIÈVRE LARVÉE GASTRIQUE

(Vomissement paludéen)

En mars 1887, j'ai observé un cas d'angine dont les symptômes étaient bien de nature à induire en erreur. Un enfant âgé de quatre ans, en pleine santé, est brusquement pris de fièvre vers les cinq heures du soir. Comme il tousse un peu, on suppose que c'est le commencement d'un rhume dû à quelque refroidissement. Le lendemain matin, au réveil, il existe une angine intense. Le thermomètre marque 39° 8. Tout le pharynx présente une rougeur vive uniforme. Les amygdales augmentées de volume sont couvertes de taches opalines bien circonscrites rappelant exactement celles du début de l'angine pseudo-membraneuse. Enfin il y a un engorgement considérable et douloureux des ganglions sous-maxillaires. La déglutition est très pénible. L'enfant refuse les aliments et même les boissons.

Cette maladie ressemblait fort à une angine couenneuse. Bien que la température fût un peu plus élevée qu'elle ne l'est habituellement au début de cette maladie, elle n'offrait point une indication précise de diagnostic puisque l'infection diphtéritique et l'infection paludéenne se traduisent également par une grande élévation de la chaleur.

Je commençai par instituer le traitement suivant: badigeonnages de tout le pharynx avec le jus de citron. Inhalation de térébenthine iodoformée. Potion alcoolique. Lavement de sulfate de quinine (50 centigrammes).

Le lendemain l'enfant est rétabli. L'angine a disparu : il ne reste qu'un léger engorgement des ganglions. En raison d'un si rapide succès on était en droit, soit d'attribuer à la médication une bien remarquable efficacité, soit de considérer cette angine couenneuse comme ayant été extraordinairement bénigne.

Les événements ne devaient pas tarder à éclairer la situation. Après une excellente journée, pendant laquelle l'enfant est très gai, mange avec appétit et paraît complètement guéri, après une nuit très calme, il se réveille à sept heures du matin en plein accès de fièvre et de nouveau atteint d'une angine qui revêt absolument les mêmes caractères et présente la même gravité que l'avant-veille.

On ne pouvait invoquer un refroidissement, l'enfant n'ayant pas quitté la chambre constamment chauffée à + 16°.

A ce moment mon diagnostic était fait. Cette intermittence si marquée, ces symptômes brusques et si intenses indiquaient évidemment une fièvre larvée. L'enfant ayant eu des accès intermittents l'année précédente, il ne restait plus aucun doute dans mon esprit. Je prescris pour tout traitement le sulfate de quinine à la dose d'un gramme par jour.

Les accidents se calment très rapidement, mais, je l'avoue, ne disparaissent pas complètement comme je l'avais espéré. Pendant plusieurs jours j'observe des rémissions, mais je n'obtiens pas la guérison. L'angine et l'engorgement ganglionnaire diminuent un jour pour augmenter le lendemain. Un matin je constate que le sulfate de quinine n'est plus toléré.

L'enfant est très affaibli; il y a des intermittences du pouls. C'est signe que la médication doit être suspendue. Suivant mon habitude en pareil cas, je conseille un changement d'air immédiat. Sans plus tarder, on conduit le jour même l'enfant à la campagne. Bien que la température soit assez basse (+ 8°) on le laisse, sur mon avis, jouer et courir au grand air.

En vingt-quatre heures, sans aucun autre traitement, l'angine et l'engorgement ganglionnaire qui persistaient depuis dix jours avaient totalement disparu : la guérison était définitive.

Cette cure s'effectua de la même façon que pour le petit malade atteint de fluxion de poitrine dont j'ai rapporté l'observation précédemment (page 169).

Le changement d'air suffit pour faire disparaître en quelques heures des symptômes graves et tenaces qui semblaient, en raison de la marche de la maladie, devoir durer longtemps.

Il y a là, certainement, pour les observateurs, matière à réflexion. Comme exemple de fièvre larvée angineuse ayant une issue funeste, je rapporterai en quelques mots l'histoire d'un homme âgé de trente-cinq ans, plein de force et de santé, qui succomba en quatre jours à un mal de gorge dont on n'avait pas soupçonné la gravité. Il était venu, à l'époque du printemps, passer quelques jours à Paris. Le matin de son départ, il avait un peu mal à la gorge, avec du malaise et de la fièvre. Pendant le voyage les symptômes s'accentuent et le soir, à peine arrivé, il se met au lit et appelle son médecin. Celui-ci constate une angine inflammatoire simple, conseille le repos, des émollients et déclare que ce ne sera rien. Le lendemain il y a un peu d'amélioration, bien que la fièvre persiste. Le surlendemain, dans la matinée, aggravation considérable : l'inflammation du pharynx a augmenté. Le malade est dans une grande agitation, il accuse un violent mal de tête, une chaleur extrême (la température n'a pas été notée). La peau est sèche, la soif ardente. Il y a tendance au délire.

Le médecin prescrit des révulsifs et calme les inquiétudes de la famille. Dans la soirée une détente s'opère dans l'état du malade et semble confirmer le pronostic favorable porté le matin. Le jour suivant, c'est-à-dire le quatrième jour de la maladie, les accidents reparaissent avec une intensité telle qu'il n'y a plus d'illusion possible. La fièvre a atteint des proportions effrayantes, le malade, privé de connaissance, est plongé dans le coma. A ce moment le médecin, reconnaissant le danger, appelle des consultants, mais il est trop tard et le malade s'éteint après quelques heures d'agonie. En raison de la rapidité des accidents, on déclara qu'il s'agissait d'une fièvre pernicieuse; à mon sens, le début de la maladie indique plutôt une fièvre larvée grave qui, à défaut de traitement, a revêtu promptement, comme cela arrive parfois, la forme maligne ou pernicieuse.

En ce qui concerne la fièvre larvée gastrique, ce sont les vomissements quotidiens, survenant pour ainsi dire à heure fixe, qui la caractérisent.

Je citerai seulement pour mémoire le cas d'un enfant âgé de cinq ans qui était atteint de fièvre rémittente et chaque jour, à heure fixe, était pris de vomissements.

Dans la matinée ce petit malade, dont la température variait entre 38° et 38°5, se trouvait dans un état très satisfaisant. Il était gai, jouait comme en bonne santé, déjeunait avec plaisir et appétit. Vers les deux heures de l'après-midi il devenait subitement triste, pâle, somnolent, accusait des frissons, puis rejetait tous les aliments qu'il avait ingérés à son déjeuner.

A ce moment le thermomètre marquait 39°5 et souvent plus. Pendant toute la soirée et une partie de la nuit la fièvre persistait. Ce n'était que le lendemain matin que la température tombait, jusqu'à ce que les nouveaux vomissements aient lieu. Cet état se prolongea douze jours, malgré l'emploi du sulfate de quinine, mais il faut dire que le médicament était par prudence administré à trop faibles doses.

Ce n'est que le jour où, après de nombreux tâtonnements, on atteignit la dose de *cent vingt centigrammes* (en lavements) que l'on vit tous les accidents disparaître comme par enchantement.

Ceci prouve que dans le cas de fièvre paludéenne, il est très important de chercher le dosage exact qui convient à chaque individu. J'ai souvent constaté que si le traitement n'agissait pas, c'est parce que, la plupart du temps, on n'ose point, surtout chez les enfants, prescrire le sulfate de quinine à doses suffisantes.

CHAPITRE ONZIÈME

LA FIÈVRE LARVÉE ALTERNANTE

CHAPITRE ONZIÈME

LA FIÈVRE LARVÉE ALTERNANTE

On observe parfois une véritable alternance dans les manifestations paludéennes. A des symptômes qui disparaissent d'autres succèdent qui sont tout à fait différents. C'est en quelque sorte l'équivalent des métastases qui se produisent dans la goutte et dans toutes les maladies diathésiques. Il semble que tant que le principe morbide existe dans l'organisme il doive manifester ses effets sous une forme ou sous une autre.

Le plus bel exemple d'alternance de fièvres larvées est celui que rapporte le docteur de Robert de Latour.

Je ne puis mieux faire que d'emprunter à ce savant clinicien le récit aussi intéressant qu'instructif d'une maladie ayant simulé successivement la méningite, la fièvre typhoïde et la pneumonie :

« Un jeune homme de forte constitution, après une existence toute de plaisir et d'agitation, durant un hiver entier, se trouva pris subitement d'une fièvre, dont la gravité se trahit aussitôt à cet ensemble de symptômes qui marquent toujours les situations périlleuses : grande anxiété, vive agitation, violente céphalalgie, oblitération de l'intelligence, prostration, fréquence extrême du pouls, tels étaient ces symptômes. Appelé à ce début alarmant, le médecin du malade déclare l'explosion d'une méningite aiguë et s'empresse de pratiquer une abondante saignée du bras.

« Le lendemain, une notable atténuation des symptômes est constatée, qui semble justifier cette première évacuation sanguine, et notre confrère s'en autorise pour en pratiquer une deuxième afin de mieux assurer le succès.

« Mécompte complet : deux heures sont écoulées à peine et un violent paroxysme éclate à l'occasion duquel est réclamé mon concours. Si à ce paroxysme avait promptement succédé une rémission bien accusée encore, cette marche rappelait la fièvre intermittente et la question de diagnostic était jugée. Il n'en fut point ainsi : la chaleur générale portée à 40°,5, la fréquence du pouls, le malaise, la céphalalgie, le trouble de l'intelligence, tous les symptômes, en un mot, persistèrent, non seulement la journée entière, mais encore le lendemain, sans la moindre atténuation, et cette continuité autorisait au moins le doute sur le caractère réel de la maladie.

« Pourtant une première rémission, presque une

apyrexie complète, avait déjà été constatée, qui avait duré peu de temps, il est vrai, mais qui n'en portait pas moins avec elle une importante signification; et sans arguer du degré de la chaleur animale, qui dictait réellement mon diagnostic, mais dont la valeur n'était point comprise; cette rémission, j'en tirai parti pour affirmer l'existence d'une pyrexie qui, se rapprochant des intermittentes pernicieuses, était justiciable de la médication quinique. Le résultat de cette nouvelle direction thérapeutique fut immédiat : une rémission se dessina qui, non moindre de deux heures d'abord, s'accentua de plus en plus et sanctionna de la sorte mon diagnostic.

« La situation s'améliorait de jour en jour; nous alimentions assez largement le malade; et sur le rapide apaisement des symptômes de la maladie, nous avions supprimé l'emploi du sulfate de quinine. Tout à coup, vers le quinzième jour, la fièvre se rallume, la fièvre qui, sans avoir jamais cessé complètement, s'était réduite à une mesure fort modérée.

« Cette fois, ce n'est plus de la tête que rayonnent les principaux accidents; car si la céphalalgie persiste, elle est peu vive et sans délire. Mais ce qui caractérise cette nouvelle explosion ou plutôt cette recrudescence pyrétique, c'est un ensemble de symptômes qui, procédant des organes abdominaux, semblent accuser une fièvre typhoïde. Ainsi, c'est le météorisme, c'est la douleur à la pression de la région iléo-cœcale, c'est le gargouillement, c'est la diarrhée fétide; et si, pour compléter le tableau, nous ajoutons à ces phénomènes les hémorragies nasales qui se montrèrent fréquentes, on conviendra que peu de médecins se fussent rencontrés pour mettre en doute l'existence de cette pyrexie. Jamais, il est vrai, nous n'avons aperçu de taches lenticulaires; mais ce caractère est parfois bien fugitif et il pouvait avoir échappé à notre attention.

« Ce diagnostic pourtant ne fut pas le mien; il était infirmé dans mon esprit, par un phénomène nouveau, qui avait surgi avec cette deuxième phase de la maladie et qui ne pouvait appartenir à la fièvre typhoïde. C'était une sueur profuse qui, à dater de ce moment, se produisit chaque jour, jusqu'au terme de la pyrexie; sueur qui, au lieu de marquer la fin d'un paroxysme, comme il arrive d'ordinaire, signalait le paroxysme lui-même. Elle en était le caractère spécial, s'accompagnant d'ailleurs de l'élévation de la température à 40°,5, de la fréquence du pouls portée à 100, ainsi que d'une grande agitation, et la durée moyenne en était de cinq heures.

« Deux grandes notabilités médicales furent convoquées, Andral et Bouillaud; ces deux maîtres discutèrent la question du diagnostic, se séparèrent de moi sur ce point et le traitement fut dirigé en vue d'une fièvre typhoïde.

« Cependant, loin de s'amender sous l'action de deux purgatifs administrés à deux jours d'intervalle, des boissons d'abord adoucissantes, ensuite toniques et astringentes, des lavements de même nature, des fomentations émollientes, etc., etc.; loin, dis-je, de s'amender, les accidents redoublèrent; la diarrhée, qui avait débuté mucoso-bilieuse, devint sanguinolente; le délire se prononça de nouveau et la prostration se montra plus profonde que jamais.

« La situation s'aggravait de jour en jour, et la mort assurément allait en être le dénouement, à moins qu'un grand coup ne fût immédiatement porté à l'élément étiologique de la maladie, pour en arrêter aussitôt les désastreux effets.

« C'était le moment de remettre en relief le caractère rémittent de la pyrexie, tel qu'il s'était dessiné au début, pour revenir au traitement fébrifuge, dont l'abandon, à mes yeux, était fort regrettable.

« J'insistai donc pour ne nous pas attarder plus longtemps à combattre directement l'état morbide des organes digestifs, dont les attaches étiologiques étaient les mêmes que celle de la pyrexie, et sur ma pressante invitation, le sulfate de quinine fut remis en usage.

« Cette fois encore l'héroïque médicament répond à mon espérance, et nous voyons se modérer les symptômes les plus alarmants : la tête se calme, l'intestin se pacifie, le ventre s'affaisse, l'état général s'améliore; et la. fièvre, atténuée de nouveau.

ne se traduit plus que par une température de 39°, qu'accompagne un pouls descendu à 84. La sueur, bien que réduite de durée comme d'abondance, revient néanmoins chaque jour aux mêmes heures; et ce dernier phénomène, sans rien retirer de notre heureux pronostic, nous annonce pourtant que la maladie n'est pas définitivement subjuguée.

« Ces transpirations périodiques, soit avec fièvre, soit même sans fièvre, méritent d'éveiller l'attention du praticien; elles trahissent la présence dans le sang d'un principe contaminateur qu'elles contribuent sans doute à éliminer, mais qui, jusqu'à exonération complète, tient l'organisme sous la menace de quelque localisation morbide plus ou moins périlleuse.

« Dix jours de suite le sulfate de quinine avait été administré à la dose de 50 et 60 centigrammes, et jugeant qu'il n'exerce plus d'action, nous en suspendons l'usage.

« Nous en étions là, soutenant notre malade par une nourriture substantielle, lorsque tout à coup éclatent, avec une nouvelle ascension de la température organique, tous les signes d'une pneumonie gauche. Cette explosion ne pouvait ébranler mon diagnostic; la température du corps qui élevait le thermomètre à 41°, traduisait infailliblement à mes yeux un accroissement de la pyrexie essentielle, et la pneumonie, assez modérée d'ailleurs, qui se déclarait simultanément, n'était qu'une nouvelle expression locale du principe étiologique auquel se reliait la pyrexie elle-même.

« Ce fut encore à la quinine qu'il nous fallut recourir ; et le précieux alcaloïde répondit une fois de plus à notre attente. Et ce n'est pas tout ; après le poumon gauche, le droit ; mais cette dernière atteinte est légère et s'effectue sans nouvelle ascension de la température du corps, température qui, descendue à 39°, s'y maintenait depuis plusieurs jours.

« Rien ne fut changé à la thérapeutique, et la convalescence fut enfin obtenue, franche et irréprochable, après une lutte de deux mois.

« Telle fut cette pyrexie avec ses complications, ses obscurités, ses dangers : trois périodes s'en partagèrent le cours, marquées par de graves manifestations locales : la première sur la tête, la deuxième sur le ventre, la troisième sur la poitrine. Successivement envahies, les trois cavités viscérales reçurent ainsi chacune tour à tour le coup de l'élément morbigène, et si parfois, sous la pression des lésions locales, le diagnostic s'égara, toujours il fut ramené à sa réalité par le simple contrôle de la température organique.

« Cette température fut ainsi pour moi un guide précieux, au milieu des difficultés qui ne cessèrent de nous assiéger, et, en maintenant la rectitude du diagnostic, assura l'heureux dénoûment de ce long drame pathologique. »

CHAPITRE DOUZIÈME

LES FIÈVRES LARVÉES MALIGNES

ou

FIÈVRES PERNICIEUSES

CHAPITRE DOUZIÈME

LES FIÈVRES LARVÉES MALIGNES
ou
FIÈVRES PERNICIEUSES

Les fièvres larvées revêtent dans certains cas la forme maligne. Elles acquièrent, dès le début, ou très rapidement, une extrême intensité et se terminent promptement par la mort, si on ne les reconnaît pas à temps, et si on ne les traite pas comme il convient.

Ces fièvres sont décrites par les auteurs sous le nom de *fièvres pernicieuses*. On ne doit pas les confondre avec les fièvres intermittentes graves qui ont une marche régulière et normale et dont la gravité et le danger dépendent, soit des conditions individuelles du sujet qui est faible ou débilité par une maladie antérieure, soit d'une ténacité exceptionnelle des accidents, soit enfin d'une complication fortuite n'ayant point de rapport direct avec l'infection palustre.

Les fièvres pernicieuses, au contraire, se distinguent par l'anomalie qu'elles présentent et qui les caractérise comme toutes les fièvres larvées. Cette anomalie consiste dans une évolution brusque, rapide et imprévue, dans une exagération considérable de l'un des phénomènes du paroxysme, ou encore dans l'apparition de symptômes graves n'appartenant point à l'accès régulier. Nous allons décrire successivement les principales formes des fièvres pernicieuses.

Fièvre pernicieuse algide. — Elle n'est point, comme on l'a dit souvent, constituée par l'exagération ou la prolongation du stade de froid. C'est, au contraire, vers la fin du stade de chaleur que, suivant la remarque de Griesinger, l'algidité apparaît. La meilleure description en a été donnée par Hirtz. « Ce n'est pas un frisson, dit-il, ce n'est pas un tremblement, c'est un collapsus profond, suite de l'affaiblissement du cœur. Le malade est brûlé par une chaleur interne; il réclame des boissons fraîches; le pouls et le cœur s'affaiblissent et se précipitent; la voix s'éteint, la peau se refroidit, devient livide, souvent glutineuse aux extrémités, tandis que le tronc est encore chaud; l'intelligence est nette, le malade affaissé moralement; enfin le pouls disparaît, la peau se couvre de sueurs visqueuses, le visage se cadavérise et le malade meurt généralement dans un état de calme. »

Dans cette forme, qui appartient surtout aux

pays chauds, les malades refroidis à l'extérieur sont brûlés en dedans par une haute température.

Fièvre pernicieuse comateuse. — Assez fréquente et fort grave, cette forme se caractérise par l'anéantissement complet de toutes les facultés. Après un accès fébrile très intense, pendant lequel on aura constaté de violentes douleurs de tête, des bourdonnements d'oreilles, une agitation extrême, du vertige, du délire, etc., le malade tombe tout à coup dans un état comateux qui peut en imposer et être pris pour un sommeil naturel.

Avec un peu d'attention toutefois on notera une respiration stertoreuse, l'affaiblissement et le ralentissement du pouls ; une insensibilité cutanée très prononcée, un relâchement de tous les membres, des évacuations involontaires, etc. Ce sont autant de signes qui indiquent le danger de la situation. Le malade peut rester plusieurs jours dans cet état puis mourir comme un apoplectique.

Fièvre pernicieuse délirante. — (Fièvre cérébrale). — Cette forme est habituellement désignée dans le monde sous le nom de *fièvre cérébrale*. Elle présente surtout des phénomènes méningitiques tels que douleurs de tête, photophobie, cris, délire, paralysies, convulsions, etc...

Fièvre pernicieuse cholériforme. — Elle est caractérisée par des évacuations aqueuses incoërcibles qui ont lieu par la bouche et par l'intestin. On observe une période d'algidité qui offre une grande analogie avec celle du choléra asiatique. Parfois les selles séreuses sont remplacées par d'abondantes hémorragies intestinales.

Fièvre pernicieuse diaphorétique. — Le stade de sueur peut être anormal et présenter des phénomènes d'une durée ou d'une intensité fâcheuses. Ainsi les sueurs se produisent en abondance tout à fait insolite, deviennent froides; la température s'abaisse au-dessous de la normale, il y a oppression pénible, suppression des urines, etc... enfin le malade tombe dans le collapsus et s'éteint comme dans la forme algide.

Telles sont les principales formes des fièvres larvées malignes. Les auteurs citent encore des fièvres pernicieuses tétaniques (Horn); épileptiques (Caldera, Lautler); paralytiques; syncopales; hydrophobiques; dysentériques; pneumoniques; pleurétiques, etc.

On peut en effet étendre à l'infini cette classification en créant autant de variétés qu'il y a de symtômes prédominants. Cela n'offre d'ailleurs aucun intérêt et, je dirai même, a l'inconvénient de détourner l'attention du praticien de cette vérité clinique : le principe pernicieux est unique, mais les maladies auxquelles il donne naissance peuvent revêtir les formes les plus variées.

Loin donc d'attacher de l'importance à tel ou tel symptôme, il est bien plus utile de chercher tout d'abord à reconnaître l'élément infectieux et de le combattre directement.

Jusqu'à ce jour, comme je l'ai dit, le diagnostic des fièvres pernicieuses n'a point été formulé d'une façon précise. Le diagnostic, suivant Hirtz, est surtout éclairé par la coexistence d'une endémie ou d'une épidémie, par la présence de quelques accès antérieurs et par la coïncidence des accidents graves avec l'heure des accès. Dans les contrées où ces formes sont fréquentes on porte plus vite son diagnostic et dans les cas douteux on agit comme si l'on avait une certitude... Très souvent, en dehors des présomptions générales, l'invasion subite du danger est la première lueur du diagnostic et le coma peut devenir mortel presque aussitôt qu'on en a reconnu le caractère.

Comme on le voit, il n'y a rien de précis, rien de certain. Le praticien ne peut se guider que d'après des présomptions qui n'ont pas grande valeur. Il en résulte que la plupart du temps, il méconnaît la fièvre pernicieuse ou s'il vient à la diagnostiquer ce sera souvent trop tard pour que le traitement ait le temps d'agir.

La maladie se termine donc par la mort dans la généralité des cas parce qu'elle n'est point reconnue et traitée en temps opportun. Telle est la règle.

Pour éviter qu'il en soit ainsi on doit baser son

diagnostic exclusivement sur les indications thermométriques. Voilà le seul et véritable moyen qui permette à coup sûr et en quelque sorte d'une façon mathématique de reconnaître une fièvre pernicieuse dès son apparition.

J'ai fixé pour les fièvres larvées bénignes et graves des délimitations thermiques qui en réalité sont un peu conventionnelles puisqu'il n'est pas possible de dire à un dixième de degré près, c'est-à-dire exactement, où commencent les unes et où finissent les autres ; mais elles ont au moins l'avantage d'être d'accord avec les faits cliniques et de rendre le diagnostic toujours facile.

Pour les fièvres larvées bénignes la température ne dépasse jamais les limites physiologiques. Le maximum qu'elle puisse atteindre est deux degrés au-dessus du chiffre normal. Une si légère ascension indique toute la bénignité du cas et explique comment ces maladies ont fini par être considérées comme tout à fait apyrétiques. La plupart des praticiens, n'usant point du thermomètre, ne soupçonnent même pas la fièvre qui existe dans de si faibles proportions.

De 39 à 41 degrés apparaissent les fièvres larvées graves. Sans être immédiat, le danger dans ce cas devient sérieux et exige une thérapeutique active, car on peut craindre que l'infection palustre ne s'accentue et ne porte la température au delà de 41 degrés. Dans ce cas les phénomènes deviennent pernicieux, c'est-à-dire la mort est imminente parce que la chaleur atteint les limites au-delà desquelles elle n'est plus compatible avec la vie. A 42 degrés en effet c'est la mort.

Par conséquent lorsque le thermomètre indique 41 degrés soit au début d'un accès de fièvre intermittente qui semblait normal, soit au cours d'une fièvre larvée au sujet de laquelle on ne concevait pas d'inquiétudes sérieuses, on doit en conclure qu'il s'agit d'une fièvre pernicieuse.

Il faut alors sans perdre une minute, sans s'attarder à étudier les symptômes et à y chercher une confirmation du pronostic thermométrique, il faut, dis-je, intervenir immédiatement avec la plus grande énergie en se persuadant bien que le succès dépendra surtout de la rapidité avec laquelle la médication sera appliquée.

Dans la fièvre pernicieuse, en effet, les accidents évoluent avec une rapidité effrayante et qui explique tout le danger de la situation. Si cette température de 41° est si redoutable dans ce cas, c'est parce qu'elle se produit brusquement. Au cours de la fièvre typhoïde, on l'observe assez fréquemment ; mais elle ne comporte, ni la même signification, ni le même pronostic. Comme dans cette maladie, elle n'est atteinte qu'après plusieurs jours d'oscillations ascendantes, l'organisme a pu progressivement s'y habituer.

Dans la fièvre pernicieuse, au contraire, le phénomène ayant lieu en un délai très court, parfois même en quelques heures, il se produit tout à coup un engorgement du réseau capillaire dont l'élasti cité se trouve paralysée. Il en résulte des congestions multiples, des troubles fonctionnels graves et enfin l'arrêt du cœur. On voit par là combien il est urgent de reconnaître la maladie dès le début. C'est le thermomètre seul qui en donne la possibilité. C'est lui qui décèlera d'une façon en quelque sorte mathématique l'élément infectieux et signalera l'imminence du danger.

Dans la pratique courante actuelle, si les fièvres pernicieuses sont presque toujours méconnues, c'est qu'on base le diagnostic sur des symptômes qui n'ont rien de précis puisqu'ils varient dans chaque cas et que l'on commence par rapporter les phénomènes fébriles à des lésions organiques quelconques. On perd ainsi un temps précieux.

L'incertitude du diagnostic entraîne l'hésitation dans la thérapeutique. Si le premier accès ne tue pas le malade, en revanche il n'en est pas de même du second et du troisieme accès. En admettant que l'intermittence des accidents, leur forme étrange, leur intensité, etc., éveillent l'attention du praticien et que la nature pernicieuse de la maladie étant enfin reconnue, le traitement spécifique soit institué, il sera souvent trop tard. C'est ainsi que la plupart des fièvres pernicieuses ont une issue funeste parce qu'elles ne sont point reconnues et traitées à temps. Elles devraient cependant se terminer presque toujours par la guérison puisque la thérapeutique dispose d'un remède vraiment héroïque.

D'après les statistiques, il meurt environ un tiers des malades atteints de fièvres pernicieuses. Bailly eut à Rome 341 décès sur 886 fièvres pernicieuses; Haspel parle d'un tiers et Nepple de la moitié. Ce sont là des proportions considérables et regrettables, quand on songe à l'efficacité absolue de la quinine contre toute infection palustre.

D'après les faits que j'ai personnellement observés, je me crois en droit de conclure qu'on doit arriver à l'aide du thermomètre à diagnostiquer les fièvres pernicieuses dès le début et à sauver les malades dans presque tous les cas.

Avant de terminer, je vais rapporter une observation de guérison de fièvre pernicieuse citée par le docteur de Robert de Latour :

« Chez un enfant âgé de deux ans, les accidents avaient débuté par une fièvre ardente accompagnée d'une toux sèche incessante, sans lésion appréciable dans la poitrine : une fièvre continue mais marquée comme toutes les pyrexies pneumoniques par des paroxysmes quotidiens bien accentués. Ainsi le thermomètre, placé dans le creux axillaire, ne descendant pas au-dessous de 39°5, traduisait les redoublements par 40°5 et 41°.

« Le pouls s'élevait alors à 180 et la respiration à 48 et 60.

« Le sulfate de quinine, administré en lavements, fut retenu peu de temps : et si ce médicament fut absorbé, ce fut assurément à dose très insuffisante.

« Nous étions au troisième jour et nous n'avions encore obtenu aucun amendement : soudain éclate un paroxysme formidable, que caractérise une période algide de cinq heures, période durant laquelle la température se mesure au creux axillaire par 41°1, alors que les membres refroidis sont très difficilement réchauffés.

« A ce signal, jugeant impérieuse la nécessité d'assurer l'absorption d'une suffisante quantité de sulfate de quinine, j'introduis dans la circulation, au moyen de sept injections hypodermiques pratiquées à quarante minutes d'intervalle, *soixante-quinze centigrammes* du sel fébrifuge.

« J'ignore si la période algide en fut abrégée : toutefois le coup est décisif : une transpiration profuse termine le paroxysme d'un caractère pernicieux et ceux qui suivent sont en réalité insignifiants.

« L'usage du sulfate de quinine est continué, mais à la dose de vingt-cinq centigrammes seulement et la température n'est plus l'objet, durant cinq jours encore, que de quelques oscillations dont la plus haute limite ne dépasse pas 38°.

« Le sixième jour elle se maintient définitivement au chiffre normal de 36°7. Alors seulement la toux est entièrement éteinte et la pacification est générale dans l'organisme.

CHAPITRE TREIZIÈME

TRAITEMENT DES FIÈVRES LARVÉES

CHAPITRE TREIZIÈME

TRAITEMENT DES FIÈVRES LARVÉES

Le traitement des fièvres larvées comporte deux indications principales :

1° Combattre l'élément paludéen ;

2° Soustraire le malade à l'infection miasmatique.

Quelles que soient les opinions que l'on peut avoir au sujet de l'action physiologique du quinquina, il faut reconnaître que ce médicament est le véritable et l'unique spécifique de l'empoisonnement paludéen. Si la médecine n'a point inventé ce remède, elle a du moins le droit de s'enorgueillir des heureuses applications qu'elle a su en faire et des merveilleux résultats qu'elle en obtient. On peut dire avec raison que, dans le cas d'infection paludéenne, le médecin tient entre ses mains la vie du malade.

Avant que Pelletier et Caventou n'aient découvert la quinine, le quinquina était administré en nature.

Aujourd'hui, il est reconnu que ce médicament agit surtout par ses alcaloïdes, parmi lesquels la thérapeutique emploie presque exclusivement le sulfate de quinine.

On a voulu, au point de vue des effets physiologiques, établir entre les différents sels de quinine des distinctions qui ne semblent pas fondées et, dans tous les cas, offrent peu d'importance en clinique.

Je vais examiner d'une manière générale les principales indications thérapeutiques dans les fièvres larvées.

A quel moment doit-on commencer le traitement? Cette question a soulevé de longues discussions entre les thérapeutistes et a donné naissance à des doctrines très différentes pour lesquelles on a de part et d'autre rompu plus de lances que le sujet, à mon sens, n'en comportait.

Suivant la *méthode romaine,* la première qui fut connue en Europe et qui avait été enseignée par les Jésuites de Lima à ceux de Rome, on devait donner le quinquina immédiatement avant l'accès. Cette méthode était généralement adoptée en Italie. Le célèbre médecin Torti en était partisan et y attacha son nom.

Sydenham, au contraire, voulait que l'on commençât à donner le quinquina à la fin du paroxysme et jamais au début, afin d'éviter qu'il ne fût vomi, comme cela arrivait souvent et surtout pour qu'il eût le temps d'être absorbé, d'agir et ainsi d'atténuer, sinon de prévenir, l'accès suivant.

Cette méthode, dite *méthode anglaise,* rallia la plupart des praticiens et en particulier l'illustre Bretonneau, de Tours. C'est surtout lui qui contribua à la vulgariser en France et à lui donner le caractère classique qu'elle conserve actuellement encore, grâce à une formule concise qui résumait bien les règles de la pratique : « Administrez le quinquina le plus loin possible de l'accès à venir. » Trousseau défendit les idées de son maître Bretonneau tout en modifiant un peu la méthode du dosage.

Sydenham donnait de petites doses très rapprochées. Bretonneau conseillait les doses massives très espacées. Trousseau combina ces deux systèmes. En somme, la formule fondamentale resta si bien qu'aujourd'hui la règle est encore d'administrer le sulfate de quinine le plus loin possible de l'accès à venir, c'est-à-dire d'attendre la fin de l'accès pour commencer à traiter le malade.

Cette méthode est loin d'avoir la valeur qu'on a voulu lui accorder. Je la considère comme défectueuse, je dirai même comme illogique.

Le motif pour lequel la méthode de Torti (méthode romaine) a été abandonnée, c'est, comme je l'ai dit, parce que très souvent le quinquina, pris au début d'un accès de fièvre, provoquait des vomissements. Il en résultait une exacerbation des phénomènes fébriles, sans aucun avantage pour le malade, puisque le médicament, n'étant pas absorbé, n'avait pas d'efficacité.

On en conclut qu'il était préférable d'attendre que l'accès fût passé. A ce moment le quinquina étant toléré par l'estomac agissait favorablement et on pouvait, avant le retour de l'accès suivant, faire absorber au malade toutes les doses nécessaires pour le prémunir contre les rechutes. Alors qu'on administrait le quinquina en nature, c'est-à-dire sous forme de masses volumineuses de poudre, d'opiats ou d'électuaires, très indigestes et répugnant à beaucoup de malades, ce raisonnement était admissible jusqu'à un certain point. Mais aujourd'hui il n'en est plus de même, puisque, grâce aux alcaloïdes et aux moyens thérapeutiques dont nous disposons, nous pouvons administrer le remède quand bon nous semble sans avoir à nous préoccuper de l'état de tolérance de l'estomac.

Si cette méthode présentait au point de vue physiologique de réels avantages, elle devrait être appliquée dans tous les cas d'infection paludéenne, et cela d'autant plus rigoureusement que le cas est plus grave. Or, on la suit ponctuellement pour les affections légères, les fièvres intermittentes simples; mais on l'abandonne dès qu'il s'agit d'accidents graves et de fièvres pernicieuses, etc.

Ainsi, Bretonneau, qui condamnait la pratique de Torti, n'hésitait pas à administrer le quinquina en plein paroxysme, dès qu'il en soupçonnait les caractères pernicieux.

Actuellement, il est de règle que pour traiter le malade *secundum artem,* il faut, dans le cas de fièvre intermittente simple, laisser l'accès suivre son cours et y assister les bras croisés; tandis que dans le cas d'accès pernicieux, on doit, sans perdre une seconde et dès le début, administrer le sulfate de quinine à hautes doses.

De deux choses l'une : ou bien le sulfate de quinine est utile et agit efficacement dès le début de l'accès fébrile, et on doit dans tous les cas instituer le traitement sans perdre de temps; — ou bien il est inutile et nuisible, et alors on doit s'en abstenir, aussi bien dans les accès pernicieux que dans les accès simples.

En réalité, ce médicament est toujours avantageux et souvent très efficace quand il est administré convenablement. On peut donc, je dirai même qu'on doit le prescrire dès que la nature paludéenne des accidents est reconnue. Que ce soit au début, au milieu ou à la fin d'un accès, qu'il s'agisse d'une fièvre légère ou d'un accès pernicieux, le médecin doit commencer le traitement *tout de suite.*

Loin de provoquer une exacerbation des phénomènes fébriles, comme on l'a cru longtemps, le remède amènera le calme et la sédation. J'ai l'habitude, en toutes circonstances, d'agir ainsi, et les résultats que j'obtiens sont des plus heureux.

Si je suis appelé au début ou au milieu d'un accès, je n'attends point la fin de l'accès. Je commence le traitement *immédiatement.*

Mais, comme en plein accès de fièvre, l'estomac est mal disposé à l'ingestion de la quinine, sous quelque forme que ce soit, j'évite de faire des tentatives qui pourraient donner lieu à des vomissements ou provoquer des résistances de la part des malades.

C'est par la voie intestinale que, sans plus tarder, je fais absorber le médicament en le dosant suivant l'âge du sujet et la gravité des accidents.

Il y a bien encore un procédé spécial et très actif que j'ai parfois employé avec succès : je ne le cite que pour mémoire attendu qu'il n'est applicable que dans des cas exceptionnels.

Dans certains cas, j'ai fait avorter très rapidement (en une heure ou deux) des accès de fièvre intermittente chez des malades auxquels j'avais fait prendre pendant le stade de frisson un gramme de sulfate de quinine dissous dans un petit verre d'eau-de-vie ou de rhum. C'est là un traitement bien connu des médecins qui exercent dans les pays marécageux et qui réussit assez souvent. Malheureusement, il n'est guère applicable qu'aux adultes vigoureux et ayant l'habitude des boissons alcooliques.

On comprend aisément que l'estomac des femmes et des enfants supporterait mal un moyen aussi énergique qui pourrait d'ailleurs avoir de graves inconvénients.

Dans la généralité des cas, il est donc préférable de prescrire le sulfate de quinine en lavement dissous à l'aide de l'eau de Rabel, ou mieux encore de l'acide tartrique.

Une bonne précaution consiste à commencer par faire vider l'intestin à l'aide d'un lavement simple pour qu'ensuite le lavement médicamenteux soit conservé plus aisément. Il faut, en effet, que le malade garde le remède un certain temps (au moins vingt minutes) pour en tirer profit.

Dans le cas où le lavement serait rendu trop rapidement, comme cela arrive souvent chez les enfants en bas âge, il y aurait lieu d'en administrer un autre, en ayant soin toutefois d'attendre pour cela une heure ou deux, de façon à ce que l'intestin ait le temps de se calmer.

Pendant les périodes de rémission et chaque fois qu'il y aura possibilité, on devra choisir de préférence la voie stomacale, attendu que, par là, l'absorption du médicament se fait plus complètement.

Aux adultes, on donnera le sulfate de quinine en poudre sous forme de cachets : aux enfants, dans de la confiture ou délayé dans du café noir bien sucré.

De toutes les préparations de quinine, c'est la poudre qui, à mon sens, est la meilleure. Elle agit très rapidement, et on en dissimule facilement l'amertume à l'aide du pain azyme.

La potion de quinine indiquée dans toutes les pharmacopées laisse un goût des plus désagréables dans la bouche. Quant aux pilules, elles ont l'inconvénient d'exiger un certain temps pour se dissoudre dans l'estomac, et parfois même de ne pas se dissoudre du tout quand elles sont préparées de longue date ou qu'elles sont trop dures.

Dans l'infection palustre qui évolue souvent avec une extrême rapidité et dont les accidents peuvent être promptement mortels, si on ne parvient pas à les enrayer en temps voulu, il est urgent que le remède agisse rapidement, et pour cela il faut qu'il soit de bonne qualité.

Ceci revient à dire qu'on ne saurait trop s'assurer de la pureté du sulfate de quinine que l'on emploie.

C'est là un de ces détails de la pratique qu'on néglige trop souvent et qui, cependant, a une très grande importance, vu la fréquence de falsification de ce produit.

Le procès retentissant soulevé, il y a quelques années, par l'Assistance publique de Paris, a prouvé qu'un grand nombre de malades des hôpitaux avaient été victimes d'une fraude inqualifiable et malheureusement trop habituelle.

Le médecin doit donc se tenir sur ses gardes.

Dans le doute, il fera procéder à l'analyse du produit pour en contrôler la pureté et prendra l'habitude de prescrire les marques de fabrique qui sont dignes de confiance.

C'est là une règle que j'ai adoptée depuis longtemps, et grâce à laquelle j'ai évité bien des déceptions et bien des échecs, si j'en juge par les exemples que j'ai eus sous les yeux.

Je connais, en effet, des insuccès dus uniquement à ce qu'on avait employé un médicament frelaté. C'est surtout dans les cas pernicieux qu'il est essentiel d'avoir un sulfate de quinine absolument pur, sinon le malade succombera et le médecin en arrivera à douter de l'exactitude du diagnostic qu'il avait porté ou à perdre confiance dans la thérapeutique.

Parmi les moyens d'administrer le sulfate de quinine, il en est un que le docteur de Robert de Latour préconise d'une façon toute spéciale, et, selon moi, peut-être un peu exagérée. Ce sont les frictions faites sur la face interne des membres avec une pommade fortement dosée (Axonge, 30 gr., sulfate de quinine, 4 gr. à 6 gr.)

J'ai très souvent employé ce traitement surtout chez les jeunes enfants ; mais j'avoue qu'il m'inspire peu de confiance et que je ne le considère que comme un adjuvant.

L'absorption par la peau se fait si faiblement et d'une façon si irrégulière — selon les individus — qu'on aurait tort d'attendre de ce mode de traitement une action énergique et rapide.

Dans le cas d'urgence, par exemple, s'il s'agit d'un accès pernicieux, il faut recourir tout d'abord aux injections hypodermiques. C'est encore là le moyen le plus sûr.

Cette pratique malheureusement présente des inconvénients.

On observe souvent des accidents inflammatoires au lieu même de l'injection, des indurations du tissu cellulaire, des abcès, des ulcérations et souvent des eschares.

Gubler avait espéré y obvier en remplaçant le sulfate de quinine par le bromhydrate de quinine qui semblait, d'après lui, être mieux toléré. Mais, en réalité, ce sel n'est pas plus inoffensif. Le docteur Moutard-Martin a signalé des abcès et des plaques gangréneuses dus à cette solution. On doit donc réserver les injections hypodermiques pour les cas graves dans lesquels la vie du malade est en danger, et où on n'a pas la possibilité d'administrer le médicament sous une autre forme.

La question du dosage est très importante. Très souvent les insuccès dépendent de ce que le sulfate de quinine est prescrit avec trop de timidité. S'il est bon d'éviter les doses excessives qui peuvent entraîner des accidents, il faut du moins manier le médicament sans crainte et dans des proportions convenables, afin d'en obtenir les résultats thérapeutiques qu'il peut donner.

On doit dire qu'il est impossible de fixer par

avance les doses qui conviennent à chaque cas. C'est au médecin d'apprécier ce qu'il convient de faire suivant l'âge du malade, la forme des accidents, et suivant aussi les effets physiologiques obtenus.

C'est une question de tact et d'expérience. D'une manière générale on peut soutenir que dans les cas pernicieux il faut, sans hésitation, aborder les doses de 3 et 4 grammes.

On se gardera bien, en revanche, de suivre l'exemple de Maillot qui administrait 9 grammes en 24 heures et guérissait son malade. Avec du bon sulfate de quinine, on s'exposerait le plus souvent à un empoisonnement, et il est fort probable que si malgré des doses aussi exagérées, le malade traité par Maillot n'a pas éprouvé de phénomènes d'intoxication, c'est que le médicament devait être impur.

Dans les cas ordinaires on prescrira en moyenne de 1 à 2 grammes dans les 24 heures. Bien maniées ces doses suffiront presque toujours à enrayer les accidents paludéens.

Mais il ne faut pas, comme on le fait généralement, se contenter d'ordonner *quelques* centigrammes : c'est absolument insignifiant. Chez les enfants en bas âge, je suis arrivé dans bien des cas à prescrire 80 centigrammes et même plus.

Chez un enfant de neuf ans, atteint de pneumonie larvée, la fièvre ne céda qu'à la dose énorme de 130 centigrammes.

L'essentiel pour résoudre la question du dosage, c'est, comme je l'ai expliqué, de tâter la susceptibilité du sujet et de surveiller attentivement les effets du médicament afin de le suspendre ou de le diminuer dès qu'on observe des symptômes d'intoxication.

Dans bien des cas, toutefois, le sulfate de quinine administré même *largâ manu* ne fera que calmer les symptômes, et enrayer momentanément les accidents paludéens, mais se montrera impuissant à les guérir d'une façon définitive.

C'est alors qu'il faut songer à la seconde indication thérapeutique, c'est-à-dire à l'éloignement du malade. Une enquête minutieuse révèlera presque toujours, en effet, l'existence d'un foyer miasmatique auquel on pourra attribuer la persistance des accidents et l'insuccès de la médication. Nombre de fois j'ai vu un simple changement de résidence suffire pour dissiper complètement, et en très peu de temps, des fièvres tout à fait tenaces et contre lesquelles les traitements les plus énergiques avaient échoué. Et, comme je l'ai expliqué, il n'est même pas nécessaire pour cela d'entreprendre un long voyage. C'est là un moyen thérapeutique auquel en général on n'accorde pas assez de valeur et qui cependant mériterait d'être prescrit très souvent au grand avantage des fiévreux. Dans les fièvres paludéennes, on en obtient souvent des effet immédiats et vraiment merveilleux, comme le prouvent les faits que j'ai recueillis. Mais je vais même plus loin en soutenant qu'il faut accorder une grande confiance à ce mode de traitement dans toutes les maladies infectieuses quelles qu'elles soient.

Il est malheureux que des difficultés pratiques s'opposent à la généralisation de ce système qui, selon moi, produirait les résultats les plus favorables. Ne voyons-nous pas, par exemple, que pour la coqueluche c'est encore là un des meilleurs moyens d'obtenir une prompte guérison?

Je ne signalerai les succédanés de la quinine tels que la cinchonine, la quinoïdine et les autres fébrifuges tels que la piperine, la caféine, la salicine, la gentianine, l'eucalyptus globulus, etc., que pour en déconseiller l'emploi. Pourquoi recourir à des agents d'une efficacité bien moindre et souvent même fort contestable? Aujourd'hui que le sulfate de quinine est répandu partout et que son prix est si peu élevé, il n'y a plus de motifs de chercher à le remplacer par des succédanés.

Lorsque après un traitement très prolongé, surtout dans les fièvres chroniques, le sulfate de quinine n'est plus toléré, qu'il provoque des troubles de l'estomac ou paraît avoir perdu son efficacité, il y a lieu de le remplacer par les préparations arsenicales.

C'est Boudin qui a ressuscité cette médication connue depuis des siècles et dont on obtient incontestablement d'excellents effets dans des cas où la quinine est restée ou est devenue impuissante; en particulier lorsqu'il y a tendance à la cachexie paludéenne. On administre l'arsenic soit sous forme d'acide arsénieux en granules ou en pilules aux doses de 5 à 15 milligrammes par jour, soit sous forme de liqueur de Fowler (4 à 12 gouttes); de liqueur Pearson (3 à 10 grammes); de solution de Boudin (5 à 15 grammes), etc.

Telles sont les médications thérapeutiques principales et vraiment essentielles.

Il y a en outre des indications spéciales au sujet desquelles je crois utile d'ajouter quelques développements.

Contre les phénomèmes *congestifs,* on a parfois recours à la saignée. C'est un traitement dangereux auquel il faut renoncer. Il n'offre aucun avantage et ne modifie en rien la marche de la maladie; au contraire, il entraîne un état de débilité qui prédispose aux accès pernicieux. Il est donc toujours prudent de s'abstenir aussi bien de la saignée générale que des saignées locales.

On peut, en revanche, chercher à combattre la congestion à l'aide de ventouses sèches et de vésicatoires. Ce ne sont là, toutefois, que des palliatifs et des adjuvants, et en particulier pour ce qui est des vésicatoires on doit éviter d'en abuser surtout dans la médecine des enfants.

Les purgatifs et même les vomitifs sont très fréquemment employés dès qu'il y a apparence d'embarras gastrique. Autrefois on considérait en effet l'embarras des voies digestives comme étant une cause prédisposant aux accès de fièvre. C'est là une erreur : dans la généralité des cas, loin d'être la cause de l'infection palustre, il n'en est que la conséquence. Il y a donc tout avantage à commencer sans délai aucun la médication quinine et à ne point fatiguer inutilement le malade par des moyens thérapeutiques aussi désagréables qu'inefficaces.

D'ailleurs la plupart des praticiens condamnent aujourd'hui la méthode évacuante comme étant dangereuse, et préfèrent simplement les boissons fraîches et acidulées.

Aux enfants et aux personnes délicates ou débilitées je conseille, comme tisane, le grog au cognac ou au rhum à prendre par petites gorgées.

Cette boisson a le mérite de plaire à tous les malades, de les désaltérer promptement, de les tonifier et surtout de ne pas leur fatiguer l'estomac comme la plupart des autres tisanes.

A ces divers moyens thérapeutiques il faut ajouter ceux tirés de l'hygiène qui, suivant l'expression de Hirtz, ont peut-être un rôle plus important que celui de la thérapeutique. En médecine, en effet, il vaut encore mieux prévenir que guérir.

On doit donc prendre toutes les précautions que la prudence suggère, d'abord pour éviter l'infection miasmatique, et ensuite pour se conserver dans cet état de force et de santé qui est encore le meilleur des préventifs contre toutes les maladies.

Une bonne alimentation, une existence régulière dans les meilleures conditions hygiéniques et dans certains cas, l'emploi d'une médication reconstituante par les ferrugineux, les toniques, les amers, l'hydrothérapie, etc., tels sont les éléments à l'aide desquels on parviendra le plus souvent à échapper aux maladies paludéennes.

FIN

TABLE DES MATIÈRES

Paris. — Typ. Ch. Unsinger, 83, rue du Bac.

Paris. — Typ. Ch. UNSINGER, 83, rue du Bac.

www.ingramcontent.com/pod-product-compliance
Ingram Content Group UK Ltd.
Pitfield, Milton Keynes, MK11 3LW, UK
UKHW012203240726
13966UKWH00002B/547

9 782012 470859